DE
L'ACCOUCHEMENT PROVOQUÉ

DILATATION DU CANAL GÉNITAL

(COL DE L'UTÉRUS, VAGIN ET VULVE)

A L'AIDE DE

BALLONS INTRODUITS DANS LA CAVITÉ UTÉRINE

PENDANT LA GROSSESSE

PAR

Le Dr CHAMPETIER DE RIBES

Accoucheur des Hôpitaux

PARIS

G. STEINHEIL, ÉDITEUR

2, RUE CASIMIR-DELAVIGNE, 2

1888

DE L'ACCOUCHEMENT PROVOQUÉ

DILATATION DU CANAL GÉNITAL

(COL DE L'UTÉRUS, VAGIN ET VULVE)

A L'AIDE DE BALLONS INTRODUITS DANS LA CAVITÉ UTÉRINE

PENDANT LA GROSSESSE

IMPRIMERIE LEMALE ET Cie, HAVRE

DE

L'ACCOUCHEMENT PROVOQUÉ

DILATATION DU CANAL GÉNITAL

(COL DE L'UTÉRUS, VAGIN ET VULVE)

A L'AIDE DE

BALLONS INTRODUITS DANS LA CAVITÉ UTÉRINE

PENDANT LA GROSSESSE

PAR

Le Dr CHAMPETIER DE RIBES

Accoucheur des Hôpitaux

PARIS

G. STEINHEIL, ÉDITEUR

2, RUE CASIMIR-DELAVIGNE, 2

1888

DE L'ACCOUCHEMENT PROVOQUÉ

DILATATION DU CANAL GÉNITAL

(COL DE L'UTÉRUS, VAGIN ET VULVE)

A L'AIDE DE BALLONS INTRODUITS DANS LA CAVITÉ UTÉRINE

PENDANT LA GROSSESSE

En 1878, alors que j'avais l'honneur d'être l'interne de M. le Prof. Tarnier, à la Maternité de Paris, je trouvai sur les registres de cet hôpital un grand nombre d'observations dans lesquelles on avait, par des moyens divers, provoqué prématurément l'accouchement.

Comparant entre eux tous ces moyens, je constatai bien vite la supériorité du ballon excitateur de M. Tarnier. Après avoir étudié la manière dont se comporte l'accouchement quand on le provoque avec cet appareil, j'arrivai à cette conclusion : que M. Tarnier avait découvert une méthode excellente, mais que son procédé pourrait peut-être être perfectionné.

Que fait M. Tarnier ? Il introduit dans l'utérus un tube en caoutchouc fabriqué de telle sorte que son extrémité peut se renfler en ampoule ; quand l'appareil est en place, un ballon du volume d'un œuf de poule environ se trouve dans la cavité utérine, au-dessus de l'orifice interne et ne peut sortir qu'en dilatant sur son passage toutes les parties du canal génital qu'il traverse. Sous l'influence des contractions utérines la parturiente *expulse le ballon.*

Que se passe-t-il ensuite ?

Dans un grand nombre de cas, l'utérus mis en train continue à se contracter, et la dilatation du col se fait plus ou moins lentement, mais sans discontinuité : la mise en train persiste.

Dans d'autres cas, surtout chez les multipares, l'utérus, après avoir expulsé le ballon, satisfait sans doute de s'être débarrassé de ce corps étranger qui le gênait, cesse de se contracter ; tout travail s'arrête et tout est à recommencer. Or les contractions nécessaires pour expulser le corps étranger apparaissant toujours rapidement, le passage du ballon de l'utérus dans le vagin a lieu en très peu d'heures.

D'autre part, j'avais été frappé de ce fait : le ballon expulsé présente un diamètre de 4 centimètres par exemple, et quand on pratique le toucher immédiatement après son expulsion, on trouve un orifice qui presque toujours a des dimensions beaucoup moindres.

C'est que les parois du ballon sont très souples, très minces, que le ballon se lamine pour passer à travers le canal cervical, et sort par des orifices dont le diamètre est de beaucoup inférieur à celui du ballon qu'on mesure alors qu'il n'est pas comprimé.

Je me demandai dès lors si l'on ne pourrait pas employer des appareils de volume beaucoup plus grand, conservant des dimensions qui ne varient pas sous l'influence des pressions qu'ils ont à supporter dans le trajet à parcourir.

Je fis dès cette époque fabriquer un ballon de forme conique, terminé par un tube de remplissage, et constitué par une enveloppe de soie recouverte d'une mince couche de caoutchouc. J'ai obtenu ainsi un ballon imperméable et inextensible qui, rempli de liquide, prenait des dimensions à peu près invariables.

La plus grande circonférence de ce ballon mesurait 21 centimètres.

Vide et plié il passait à travers une bague : je l'ai montré à M. Tarnier; il n'a jamais été employé, mais il m'a servi de modèle pour la fabrication de ceux que j'ai utilisés dans les 18 observations que je présente ici et dont la plus ancienne a été prise le 25 août 1887.

Il y a dix ans, m'appuyant sur les résultats obtenus dans la provocation de l'accouchement avec l'appareil de M. Tarnier, je disais dans un mémoire pour les prix de l'Internat : « Je propose de transformer l'accouchement provoqué en un accouchement gémellaire dans lequel le premier enfant serait réduit à sa tête ».

Depuis cette époque, j'ai toujours poursuivi la mise en pratique de cette formule : j'ai cherché le moyen de provoquer sûrement et rapidement le travail, et en même temps de dilater tout le canal génital de façon à supprimer les obstacles provenant des parties molles au moment de l'accouchement, soit qu'on abandonne celui-ci à la nature, soit qu'on le termine à l'aide d'opérations.

Je crois avoir atteint ce but par un procédé simple, sans danger, facile à appliquer.

Pour obtenir ce résultat, je place vide au-dessus de l'orifice interne de l'utérus un ballon imperméable et de tissu inextensible; j'y injecte du liquide : alors sa grande circonférence devient égale ou à peu près à celle de la tête fœtale ; puis je laisse l'organisme maternel expulser spontanément ce corps étranger.

Je veux avoir le droit de dire, quand le ballon dilatateur a franchi la vulve, que la voie est libre et que, lors du passage du fœtus, on ne rencontrera plus de difficultés provenant des parties molles de la mère.

Ce travail comprend :

I. — La description de ce ballon dilatateur.

II. — La manière de l'introduire et de le gonfler dans la cavité utérine ou manuel opératoire.

III. — Les résultats qu'il a donnés dans les cas où il a été employé.

IV. — Le mode d'action de l'appareil. La marche du travail.

V. — Les indications de son application.

VI. — Les observations dans lesquelles il a été utilisé.

VII. — Des conclusions.

I. — DESCRIPTION DU BALLON

Pour obtenir le résultat que je recherche, mon ballon doit être imperméable et inextensible : il doit être assez résistant pour supporter, sans se rompre, les pressions qu'exercent sur lui les contractions des muscles utérins et abdominaux pendant toute la durée du travail.

Il faut qu'il ait des parois suffisamment minces pour que, vide, il puisse être porté sans violence à travers le canal cervical non dilaté, jusqu'au-dessus de l'orifice interne; il est muni d'un tube assez long au moyen duquel on le remplit.

Ce n'a pas été sans peine que je suis arrivé à faire construire des ballons dont je puisse faire usage.

La plupart des observations ont été prises avec des appareils très imparfaits. Aujourd'hui, grâce à la persévérance et à la très grande bonne volonté de MM. Galante, mon outillage est excellent.

L'appareil doit d'abord être inextensible : pour lui assurer cette qualité indispensable j'ai fait faire des sacs en tissu de soie mince et souple.

Pour rendre ces sacs imperméables j'ai dû les faire doubler d'une couche de caoutchouc : il y a, paraît-il, une très grande difficulté à faire adhérer convenablement le caoutchouc à la soie, surtout au niveau des coutures.

Il est très important au point de vue de l'antisepsie qu'il y ait une couche de caoutchouc extérieure, mais la solidité de l'appareil est bien plus grande quand la paroi intérieure est également imperméable ; sans cela, sous l'influence des pressions auxquelles elle est soumise, l'enveloppe de soie laisse filtrer une gouttelette de liquide qui décolle l'enveloppe de caoutchouc extérieure et devient le point de départ d'une boursouflure d'abord, puis d'une rupture.

Pour avoir un ballon parfait il faut insinuer une poche de tissu inextensible entre deux couches imperméables de caoutchouc, et il faut que l'appareil ainsi fait ait des parois assez minces pour qu'on puisse l'introduire.

La maison Galante m'a déjà livré plusieurs ballons remplissant ces conditions : ils ont été employés dans les observations 14, 15, 16. Vides ils sont un peu plus gros que ceux dont je me suis servi dans les autres observations ; leur tube de remplissage est beaucoup plus volumineux. En dehors de ces cas les ballons que j'ai employés étaient tous constitués d'une enveloppe intérieure de soie et d'une enveloppe extérieure de caoutchouc.

Aussi beaucoup n'ont pu servir qu'une fois, quelques-uns même ont crevé avant la terminaison d'un premier emploi. J'ai donné à ces ballons la forme d'un cône allongé de 10 à 12 centim. de hauteur, s'abouchant avec un tube d'un centim. de diamètre et de 20 centim. de long ; un robinet est fixé sur le trajet du tube.

J'ai fait faire et j'ai employé des ballons de dimensions variées : les premiers que j'ai utilisés avaient $0^m,24$ et $0^m,25$ centim. de circonférence dans leur partie la plus large, c'est-à-dire au niveau du fond. Les derniers de ce modèle mesuraient $0^m,30$ à $0^m,32$ centim. de circonférence et je crois que je n'en emploierai plus de dimensions moindres.

Voici les mesures du plus volumineux que je possède; il m'a servi trois fois, notamment dans l'observation n° 9.

Plein de liquide sa plus grande circonférence mesure $0^m,33$. Sa hauteur jusqu'à l'origine du tube de remplissage est de $0^m,11$.

Pour le remplir il faut injecter 640 gr. d'eau.

Vide d'air et d'eau, replié et saisi avec la pince, en un mot prêt à être introduit, il mesure $0^m,075$ de circonférence; dans ces conditions sa hauteur jusqu'au tube de remplissage est $0^m,16$.

Le dernier modèle que j'ai adopté est constitué de la façon suivante (fig. 1) :

Une enveloppe faite de tissu caoutchouté noir, très fin, est doublée à l'intérieur d'une mince couche de caoutchouc vulcanisé. Lorsqu'il est plein, la circonférence au niveau de la partie la plus large mesure $0^m,31$ centim.; la hauteur, de la base à l'origine du tube, est de $0^m,093$. Le tube qui le termine a une forme légèrement conique, l'axe de ce tube fait avec l'axe du ballon un angle obtus de 135° environ. Le tube a $0^m,065$ millim. de longueur, il a $0^m,020$ de diamètre dans sa partie la plus étroite ; il se termine sur une pièce en caoutchouc durci de 0,02 centim. de diamètre et de 1 centim. de longueur, sur laquelle est fixée d'autre part une sonde solide en caoutchouc sur le trajet de laquelle se trouve un robinet.

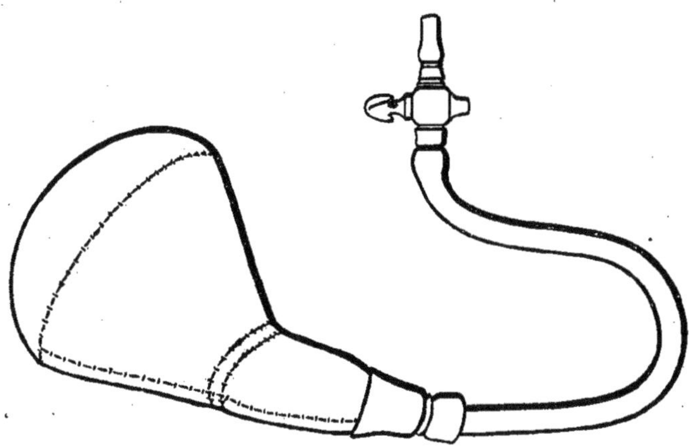

FIG. 1. — *Ballon distendu, vu de profil*, 1/3 de grandeur naturelle.

Le tube qui se continue directement avec le ballon a un diamètre assez grand pour que le ballon puisse être retourné de façon à ce que sa paroi externe d'abord puisse devenir interne. En effet, au moment de la fabrication, on dépose la couche de caoutchouc vulcanisé à l'extérieur, puis on retourne le ballon sur lui-même, et cette couche imperméable et sans coutures devient intérieure.

II. — MANUEL OPÉRATOIRE

En dehors du ballon, j'ai besoin d'une pince, d'une certaine quantité de liquide, de vaseline, d'une seringue, de fil à ligature.

Pince. — La pince que j'emploie pour introduire le ballon (fig. 2) est longue : elle mesure $0^m,14$ de l'articulation à l'extrémité des mors, et $0^m,15$ de l'articulation à l'extrémité des anneaux; elle a donc une longueur totale de $0^m,29$.

Elle a une courbure antéro-postérieure analogue à celle du conducteur de M. Tarnier.

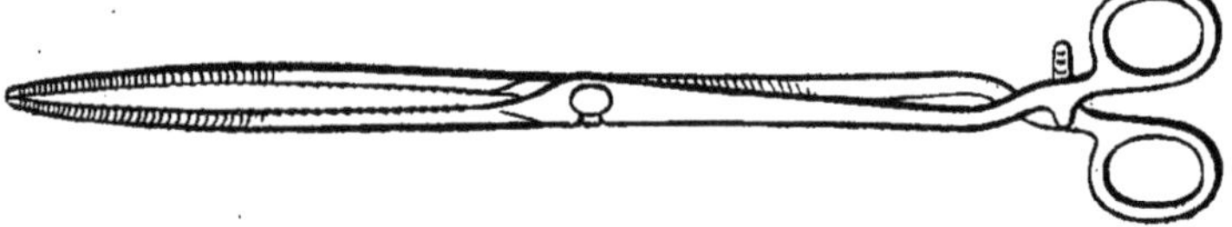

FIG. 2. — *Pince pour l'introduction du ballon.* 1/3 de grandeur naturelle.

De plus, les mors sont courbés sur le plat, de telle sorte que, quand la pince est serrée, ils interceptent entre eux un espace qui a la forme d'un fuseau très allongé dans lequel se loge le ballon plié.

L'articulation est celle de la pince à faux germe de M. le Prof. Pajot. Les deux branches peuvent très facilement être séparées pour être retirées isolément. Enfin quand l'instrument est fermé, les deux branches sont maintenues rapprochées par un arrêt à crémaillère.

Cette pince n'est nullement indispensable : dans l'observation 16, le Dr Pinard a introduit un ballon volumineux dernier modèle avec une pince courbe quelconque, et moi-même je l'ai fait plusieurs fois.

Liquide. — Parmi les liquides antiseptiques j'ai choisi la solution phéniquée à 1 0/0 parce qu'elle n'altère pas le caoutchouc, et que, si le ballon crève, son contenu peut sans aucun inconvénient se répandre dans une portion quelconque du canal génital. Je demande quelques litres de cette solution.

Vaseline. — Trente grammes de vaseline boriquée ou phéniquée à 1 0/0 suffisent.

Seringue. — Il est commode d'avoir une seringue graduée d'une capacité de 150 ou 200 gr. au moins, de façon à ne pas être obligé de la recharger trop souvent pendant le remplissage du ballon. Mais une seringue quelconque suffira.

Fil à ligature. — Il est prudent de placer un fil sur le tube de remplissage, de façon à ce qu'il ne suffise pas de tourner le robinet pour que le ballon se vide.

Il faut en outre s'assurer le concours d'un ou de deux aides.

Il est de toute nécessité d'avoir un aide pour injecter le liquide dans l'intérieur du ballon, les mains de l'opérateur étant occupées pendant que cette petite manœuvre s'accomplit.

Si l'on veut donner du chloroforme à la patiente il faut un second aide. Or le chloroforme, s'il n'est pas indispensable comme le montrent les observations 4, 14, 16, 17, 18, où il n'a pas été donné, rend cependant beaucoup plus facile et beaucoup plus simple l'introduction du ballon.

Le moment de l'opération arrivé, je jauge le ballon et je l'essaye : je pèse d'abord le ballon vide, puis je le remplis de liquide en ayant soin de chasser complètement l'air ; je le soumets alors à une forte pression en poussant sur le piston de la scringue afin de m'assurer de la résistance de ses parois.

Je le pèse plein, je mesure exactement sa circonférence à sa base. Puis je retire cent grammes du liquide qu'il contient et je mesure de nouveau en l'étreignant fortement avec un ruban quelle est sa nouvelle circonférence.

Je reconnais par exemple, que le ballon vide pèse 50 gr., que plein il pèse 690 gr., que la circonférence du ballon étant de $0^m,33$ alors qu'il est rempli de liquide, ne mesure plus que $0^m,27$ après que l'on a retiré 100 gr. de son contenu. Ainsi rempli incomplètement le ballon est devenu flasque, mais, en raison de l'inextensibilité de ses enveloppes et de l'incompressibilité de son contenu, il ne pourra sortir qu'à travers un canal mesurant une circonférence de $0^m,27$.

Je conseille de retirer encore 100 gr. de liquide et de mesurer une troisième fois la circonférence du ballon après cette nouvelle soustraction. Je pèse exactement la quantité de liquide qui reste finalement.

Je sais alors que pour remplir complètement ce ballon et lui donner une circonférence de $0^m,33$ il faut injecter dans sa cavité 640 gr. de liquide.

Je sais encore qu'en injectant 100 gr. de moins ou en retirant 100 gr. du ballon plein, celui-ci aura encore $0^m,27$ de circonférence ; qu'en retirant non plus 100 gr. du ballon plein, mais 200 gr. il présentera une circonférence de $0^m,22$.

En d'autres termes : le ballon plein contenant 640 gr. de liquide ne pourra traverser un canal que si celui-ci mesure partout 0,33 de circonférence. Contenant 540 gr. il passera à travers un canal de $0^m,27$. Contenant 440 gr. il sortira à tra vers un canal de $0^m,22$.

Le ballon est lavé, brossé, dans la solution phéniquée forte ; il est vidé complètement de liquide et d'air.

Il faut alors plier le ballon de façon à ce qu'il présente le moins d'épaisseur possible : pour cela j'efface tous ses plis et je le roule.

Quand le ballon est plié, il prend la forme d'un cigare, d'un fuseau. Une des extrémités du fuseau aboutit au tube de rem-

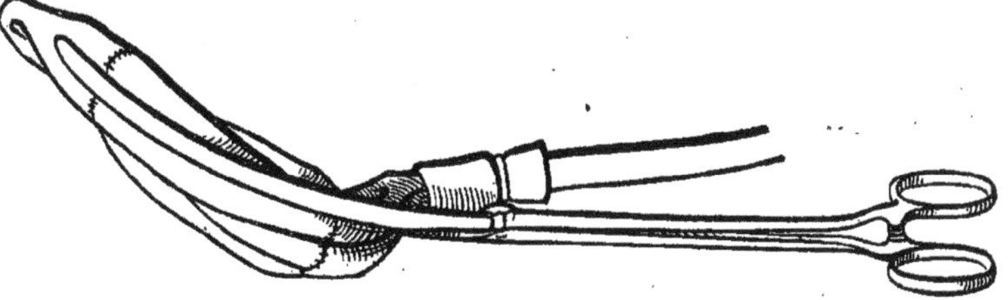

FIG. 3. — *Le ballon roulé en cigare, pris dans les mors de la pince, et prêt à être introduit.* 1/3 de grandeur naturelle.

plissage, l'extrémité libre correspond au centre de la base du cône : la longueur du ballon plié est plus grande que la hauteur du ballon plein de toute la longueur du rayon de la grande circonférence du ballon ; c'est pour cela que sur le ballon dont nous avons donné les mesures nous voyons que plein il a 11 cent. de hauteur et que vide et plié il a 16 cent. de longueur. Une fois plié je le fixe solidement dans les mors de la pince (fig. 3) de façon que son extrémité libre dépasse de quelques millim. le bout de la pince, et je vaseline abondamment tout ce petit appareil.

J'ai pris les dimensions et les poids que je viens d'indiquer sur le ballon qui m'a servi dans l'observation n° 13.

Au moment d'être introduits, le ballon et la pince réunis mesuraient au point le plus volumineux $0^{m},07$ de circonférence.

Ces préliminaires étant achevés, procédons à l'introduction du ballon : la malade a été préparée par l'antisepsie parfaite des voies génitales, on la chloroforme, on la met dans la position obstétricale et on lui fait une injection avec la solution phéniquée.

J'introduis alors une main enduite de vaseline dans le vagin ; doucement, lentement je fais pénétrer dans le col mon index. Chez toutes les femmes qui font le sujet de mes observations, primipares ou multipares, j'ai pu, sans la moindre violence, d'abord entrer ma main dans le vagin, puis introduire tout l'index dans le col, au delà de l'orifice interne, décoller les membranes, m'orienter, reconnaître les lieux pour ainsi dire et me rendre compte de la direction que je devais donner à la pince pour conduire le ballon.

Une fois cette exploration faite, je retire l'index et j'introduis à la fois le médius et l'index aussi profondément que possible; je sais que si je puis entrer les deux doigts réunis jusqu'à la première articulation le ballon passera.

Je n'ai pas encore rencontré de difficultés sérieuses pour exécuter cette manœuvre. La main restée libre maintient l'utérus immobile en exerçant des pressions sur le fond de l'organe. Je laisse les deux doigts dans le col et entre les deux je glisse l'extrémité du ballon; à mesure qu'il s'engage, je retire doucement de l'intérieur du col un doigt puis l'autre, et je suis le long de la pince les progrès de l'ascension.

Il faut pousser le ballon très lentement, très doucement, mais très loin.

Il faut pénétrer à dix et même à douze centimètres au-dessus de l'orifice externe du col (fig. 4).

Autrement on s'exposerait, au moment où on poussera le liquide, à voir se gonfler la portion du ballon restée dans le vagin et redescendre en un instant toute la partie qu'on a lentement fait entrer jusqu'au-dessus de l'orifice interne. Le ballon se gonflerait non pas dans l'utérus mais tout

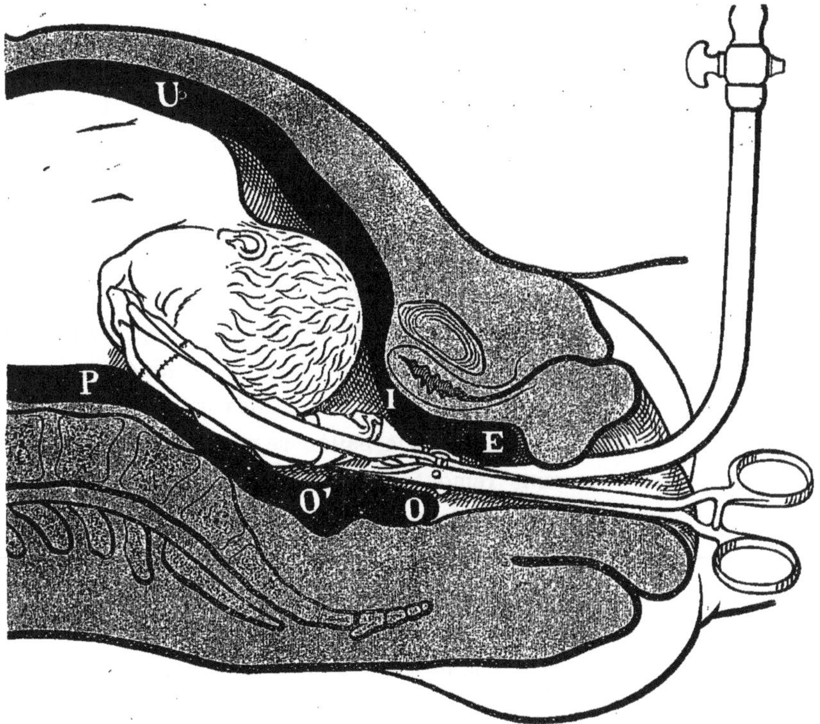

Fig. 4. — *Coupe médiane antéro-postérieure.* Le ballon, à l'aide de la pince, a été porté au-dessus de l'orifice interne O' I, et s'est logé en arrière et à droite du segment inférieur entre la paroi utérine et les membranes qui le séparent de la tête fœtale. O E. Orifice externe du col. — O'-I. Orifice interne. — P U. Paroi utérine.

entier dans le vagin, et l'opération serait à recommencer.

Lorsque je juge que la pince a pénétré assez loin je fais

remplir le ballon ; à ce moment l'aide entre en jeu, car mes deux mains restent occupées l'une à maintenir la pince dans l'utérus, l'autre, la main guide, continuant à surveiller ce qui se passe au niveau du col.

L'aide ajuste à l'extrémité du tube de remplissage la seringue pleine du liquide à injecter et ouvre le robinet ; alors de mon côté j'ouvre la pince tout en la maintenant en place. Si on la retirait à ce moment on risquerait d'entraîner avec elle le ballon : j'attends que celui-ci ait pris des dimensions qui ne lui permettent plus de redescendre, ce qu'on juge par l'écartement des branches de la pince et aussi par la quantité du liquide introduit.

Le remplissage du ballon commence; on pousse doucement avec la seringue une quantité déterminée de liquide qui donnera au ballon des dimensions qu'on a calculées à l'avance. Pendant que le ballon se remplit on voit le tube qui le termine remonter un peu dans les parties génitales, ce qui prouve que le ballon remonte lui-même pour se développer tout entier au-dessus de l'orifice interne et le plus souvent aussi, dans les rétrécissements du bassin, au-dessus du rétrécissement (fig. 5).

A mesure que le ballon se gonfle, les branches de la pince s'écartent; on les désarticule et on les laisse tomber.

Une fois la quantité voulue de liquide introduite, on ferme le robinet, on applique sur le tube de remplissage une ligature de sûreté, on fait une nouvelle injection vaginale, on remet la patiente dans son lit et on la réveille. Pendant toute la durée du travail on fait des injections phéniquées fréquentes.

Dans le petit nombre d'observations que j'ai recueillies j'ai pu toujours sans difficulté introduire d'emblée un ballon volumineux : dans les cas où on ne pourrait pas agir ainsi, je propose de placer d'abord le ballon de M. Tarnier

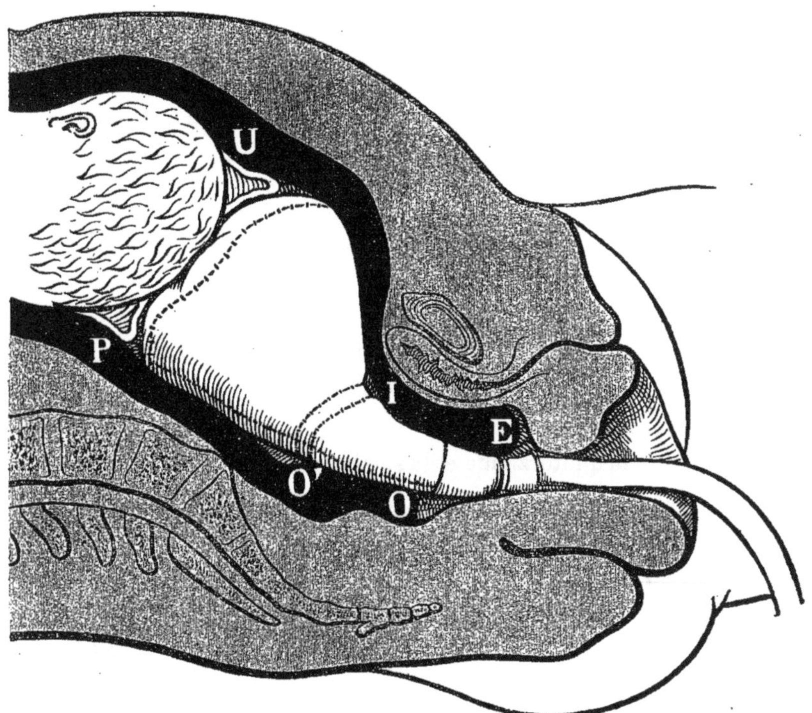

FIG. 5. — *Coupe médiane antéro-postérieure.* Le ballon, incomplètement gonflé, remplit le segment inférieur au-dessus du rétrécissement, soulevant les membranes et la tête. Le tube conique terminal occupe le canal cervical. Le raccord avec le tube de remplissage est au niveau de l'orifice externe. O E. Orifice externe. — O' I. Orifice interne. — P U. Paroi utérine.

que l'on remplacerait par un des miens aussitôt que le premier aurait été chassé de l'utérus.

Il suffira donc toujours, si l'on veut employer ma méthode,

d'être muni d'un ballon de M. Tarnier et d'un ballon volumineux dont la circonférence puisse atteindre de 0,30 à 0,33 centimètres, c'est-à-dire largement la circonférence sous-occipito-frontale d'une tête de fœtus avant terme.

III. — RÉSULTATS OBTENUS DANS LES CAS OU LE BALLON A ÉTÉ APPLIQUÉ

Je publie tous les cas dans lesquels mes ballons ont été employés.

J'ai en tout 18 observations.

Quatorze de ces cas se rapportent à la provocation de l'accouchement pour un rétrécissement plus ou moins prononcé du bassin.

Dans la quatorzième et la seizième, il y avait également un rétrécissement du bassin, mais le travail avait débuté depuis longtemps déjà et le ballon a servi seulement comme appareil dilatateur. La dix-septième a trait à une multipare chez qui l'accouchement prématuré fut provoqué par moi pour des accidents gravido-cardiaques mettant immédiatement la vie en danger.

Dans la dix-huitième il s'agit d'une primipare chez qui un fœtus putréfié se présentait par l'épaule. Les membranes étaient rompues, l'état général était mauvais, l'utérus inerte ; j'ai trouvé là une indication à hâter la marche de la dilatation afin de vider le plus rapidement possible l'utérus d'un contenu dangereux.

J'ai numéroté les observations, en commençant par celles où le bassin était rétréci; parmi celles-ci la plus ancienne porte le n° 1.

Les autres suivent avec un numéro d'ordre en rapport avec leur ancienneté ; elles ont été classées au fur et à mesure qu'elles m'arrivaient.

J'ai mis à la suite avec les numéros 17 et 18 les deux dont je viens de parler.

Sauf trois, toutes les *observations* sont inédites :

Dans toutes, les ballons ont été placés par moi, excepté dans le n° 16 où le Dr Pinard opéra en mon absence ; aucune observation n'a été rédigée par moi : elles ont été prises par MM. Mantel, Varnier, Lefèvre, internes ou anciens internes des hôpitaux ; je les publie telles qu'elles m'ont été remises par ces Messieurs sans y rien changer.

Le Dr Varnier a pris avec moi la première au mois d'août 1887, à Lariboisière, dans le service du Dr Pinard que je remplaçais à cette époque.

Nous avions déjà fait ensemble un essai avec un ballon Gariel ; je rapporte cette observation en dernier et sans lui donner de numéro d'ordre. Nous avions obtenu avec ce ballon volumineux mais élastique un bon résultat au point de vue de la rapidité de la dilatation, mais celle-ci était incomplète à la sortie du ballon, quoique celui-ci non comprimé eût des dimensions considérables ; de plus il se produisit une procidence du cordon. Ce fait contribua à me fortifier dans cette opinion que, pour obtenir un résultat certain, il est de toute nécessité que l'appareil possède une paroi inextensible.

M. Lefèvre, que j'avais pour interne à la Charité alors que j'y remplaçais M. le Dr Budin, m'a remis quatre observations prises dans le service : deux de ces faits (2 et 3) ainsi que l'observation 4 qui provient de la Maternité de Lariboisière ont été publiées déjà par lui dans les numéros 83, 84 et 85 de la *France médicale* de cette année.

Le plus grand nombre des observations a été rédigé par M. Mantel, l'interne actuel du Dr Pinard à Lariboisière dans le service de qui elles ont été prises ; je ne saurais trop remercier M. Mantel de son obligeance et de son précieux concours.

Nous avons vu ensemble quelles sont les conditions qui arrêtent ou qui accélèrent le travail quand on le provoque au moyen de ces corps étrangers : ses très judicieuses remarques m'ont aidé à tirer le meilleur parti possible de mon appareil.

Quant à mon maître et ami le Dr Pinard je lui dois une grande gratitude pour avoir bien voulu me faire employer mon procédé sur les malades de son service. Sans lui je serais réduit à un bien petit nombre de faits, et ce travail ne serait guère plus avancé qu'il y a dix ans.

De plus, il a employé lui-même un de mes ballons dans l'obs. 16 qui est des plus intéressantes ; il a pu chez une primipare, en travail depuis 60 heures, alors qu'au bout de ce temps la dilatation atteignait à peine la largeur d'une pièce de cinq francs, produire en un quart d'heure la dilatation complète du col d'abord, du vagin et de la vulve ensuite, ce qui lui a permis de terminer séance tenante l'accouchement avec le forceps et le basiotribe ; il nous a montré qu'il n'y avait aucun danger à faire la dilatation extemporanée en exerçant des tractions douces sur le tube du ballon.

J'ai relevé dans les observations un certain nombre de points sur lesquels je désire attirer l'attention : je fais de la sorte une énumération qui sera sans doute fastidieuse, mais qui permettra très rapidement au lecteur de se rendre compte de la marche du travail dans chacun des cas que je rapporte.

Les numéros 1, 2, 3, désignent les observations 1, 2, 3.

Dans l'observation 8 on a introduit un premier ballon qui a crevé sans provoquer le travail.

Le lendemain on a placé un second ballon avec lequel on a réussi.

Dans tous les autres cas on a pu terminer l'accouchement après une seule application.

Date à laquelle chaque observation a été prise.

1.	27 août	1887	10.	30 juillet	1888
2.	26 avril	1888	11.	30 juillet	—
3.	27 avril	—	12.	17 août	—
4.	2 mai	—	13.	5 octobre	—
5.	31 mai	—	14.	6 octobre	—
6.	14 juin	—	15.	20 octobre	—
7.	15 juin	—	16.	31 octobre	—
8.	21 juillet	—	17.	9 août	—
9.	21 juillet	—	18.	9 juin	—

Circonférence du ballon au moment où il est abandonné dans l'utérus plus ou moins complètement rempli de liquide, après son introduction.

1.....	0m,27	10.....	0m,285
2.....	0m,24	11.....	0m,265
3.....	0m,24	12.....	0m,235
4.....	0m,25	13.....	0m,25
5.....	0m,27	14.....	0m,20
6.....	0m,24	15.....	0m,19
7.....	0m,25	16.....	0m,27
8.....	0m,25	17.....	inconnue.
9.....	0m,26	18.....	0m,22

Dans les 7 premières observations, ainsi que dans les observations 16 et 18, le ballon fut d'emblée complètement rempli.

Dans les obs. 8, 9, 10, 11, 12, 13, 14, 15, il fut abandonné flasque et incomplètement rempli.

Dans l'obs. 17 je n'ai pas de renseignement à cet égard.

Circonférence du ballon au moment où il a franchi l'orifice externe du col.

1. $0^m,27$ centimètres.
2. $0^m,24$ —
3. $0^m,24$ —
4. $0^m,25$ —
5. $0^m,25$ au moins.
11. $0^m,305$ environ.
12. $0^m,235$

Le ballon franchit le col au moment où l'on se disposait à lui donner des dimensions plus grandes.

13. 0^m, 235 environ.
6. $0^m,27$ environ.
7. $0^m,25$ centimètres.
8. $0^m,25$ —
9. $0^m,30$ —
10. $0^m,28$ —

Le ballon a crevé et s'est en partie dégonflé.

14. $0^m,30$ environ.
15. $0^m,28$ centimètres.
16. $0^m,27$ —
17. Non indiquée.
18. $0^m,22$ environ.

Dans les observations 9, 10, 11, 12, 13, 14, 15, 16, les ballons employés pouvaient et devaient donner un canal de 27 à 31 centimètres de circonférence.

Si dans les observations 12 et 13 le résultat n'a pas été obtenu, c'est que dans un cas l'appareil n'a pas été surveillé attentivement; dans l'autre, le ballon a crevé sans avoir complètement rempli son office.

Circonférence du ballon au moment de son expulsion.

1. $0^m,27$ centimètres
2. $0^m,24$ —
3. $0^m,24$ —
4. $0^m,25$ —
5. $0^m,27$ centimètres

Le ballon fuit.

6. $0^m,24$ centimètres.
7. $0^m,25$ —

8. 0m25 centimètres.
9. 0m,33 —
10. 0m,235 —
Le ballon a crevé une fois dans le vagin.
11. 0m,305 —
14. 0m,29 —
13. 0m,255 —
Le ballon a crevé et s'est en partie dégonflé.
14. 0m,31 centimètres.
15. 0m,28 —
16. 0m,27 —
17. Non indiquée.
18. Ignorée, ballon à moitié dégonflé.

État de l'orifice externe du col au moment de l'expulsion du ballon.

1. Paume de la main. Bords dilatables. La poche des eaux complète la dilatation.
2. Dilatationin complète mais suffisante pour que l'extraction immédiate du siège soit possible sans grande difficulté.
3. Dilatation complète.
4. Paume de la main (ballon de 0,25).
5. Dilatation complète.
6. Dilatation insuffisante pour faire la version (ballon de 0,24).
7. Dilatation à peu près complète.
8. Dilatation complète.
9. Dilatation complète.
10. Dilatation complète.
11. Dilatation complète.
12. Dilatation incomplète, mais permettant l'engagement du siège.
13. Dilatation à très peu près complète, orifice très dilatable.
14. Dilatation complète.
15. Dilatation incomplète mais se complétant rapidement.
16. Dilatation suffisante pour permettre de suite la terminaison de l'accouchement.
17. Dilatation presque complète, cependant difficultés provenant de l'orifice pendant la version.
18. Dilatation à peu près complète.

Temps qui s'est écoulé depuis le moment où le ballon a été introduit jusqu'à la terminaison de l'accouchement.

1. 6 h. 45.
2. 8 h.
3. 9 h. 30.
4. 9 h. 15.
5. 9 h.
6. 54 h.
7. 8 h. 40.
8. 8 h.

Dans cette observation on a introduit un premier ballon qui a crevé presque aussitôt : le lendemain on en a introduit un second. C'est après le placement de ce dernier que l'accouchement a été terminé au bout de 8 heures.

9. 12 h. 30.
10. 11 h. 45.
11. 6 h.
12. 14 h.
13. 11 h.
14. 1 h. 45.
15. 12 h. 30.
16. 1 h.
17. 6 h. 30.
18. 19 h.

En moyenne 11 h. 40.

Temps qui s'est écoulé depuis l'introduction du ballon jusqu'au début du travail.

1. 2 h. 30.
2. 1 h. 30.
3. 30.
4. 2 h. 15.
5. 0
6. 26 h.
7. 10.
8. 2 h. 30.
9. 30.
10. 3 h. 45.
11. 5 h. 15.
12. 3 h.
13. 1 h. 30.
14. En travail avant le placement du ballon.
15. 30.
16. En travail avant le placement du ballon.
17. 45.
18. 12 h.

Les observations 14 et 16 ne comptent pas.

En moyenne un peu moins de 4 heures.

Les observations 6 et 18 font beaucoup monter cette moyenne; dans ces deux cas le travail a tardé à se déclarer parce que le ballon ne pouvait appuyer sur le segment inférieur : il est très facile de remédier à cet inconvénient, soit en diminuant momentanément le volume de l'appareil, soit en exerçant des tractions sur le tube.

Temps qui s'est écoulé depuis le début du travail jusqu'à l'expulsion du ballon.

1. 7 h. 30.
2. 4 h. 45.
3. 6 h. 30.
4. 5 h.
5. 6 h. 30.
6. 8 h.
7. 5 h. 20
8. 4 h. 25.
9. 3 h. 30.
10. 7 h. 45.
11. 6 h. 45.
12. 4 h. 30.
13. 8 h.
14. 1 h. 15.

Depuis l'introduction du ballon jusqu'à son expulsion, mais le travail durait depuis 20 heures quand le ballon a été placé.

15. 10 h.
16. 15 min.

Depuis l'introduction du ballon jusqu'à son expulsion : le travail durait depuis 60 heures au moment où le ballon a été introduit.

17. 5 h. 30.
18. 6 h. 30.

Éliminant les observations 14 et 16 dans lesquelles le travail avait débuté avant l'introduction :

En moyenne, 5 h. 40.

Temps qui s'est écoulé depuis le moment où le ballon a été introduit jusqu'à son expulsion hors de la vulve.

1. 1 h. II pare (premier accouchement forceps. Enfant mort).
2. 6 h. 15 I pare.

3. 7 h. I pare.
4. 7 h. 15 I pare.
5. 6 h. 30 II pare (basiotripsie au premier accouchement).
6. 34 h. V pare.
7. 5 h. 30 IX pare.
8. 7 h. I pare.
9. 4 h. II pare.
10. 11 h. 30 I pare.
11. 12 h. III pare.
12. 7 h. 30 II pare.
13. 9 h. 30 III pare.
14. 1 h. 15 I pare.
15. 10 h. 30 VII pare.
16. 15 II pare.
17. 6 h. 15 I pare.
18. 18 h. 30 III pare.
En moyenne 9 h. 30.

Pour les primipares en moyenne : 8 heures.

Je ne fais pas entrer dans cette moyenne les obs. 14 et 16, dans lesquelles il s'agit de primipares chez lesquelles la dilatation avait commencé avant l'intervention.

Temps écoulé depuis le moment où le ballon a franchi l'orifice du col jusqu'à celui où il a été expulsé hors de la vulve.

CHEZ LES PRIMIPARES	CHEZ LES MULTIPARES
2. Quelques minutes.	Jamais plus de quelques minutes.
3. Quelques minutes.	
8. 35 minutes.	
10. Quelques minutes.	
14. 30 minutes.	
16. Quelques minutes.	

Dans tous les cas pendant cette période on a exercé de légères tractions sur le tube de remplissage.

Suites de couches. — Elles ont toujours été physiologiques.

État de l'enfant au moment de sa naissance — *Présentation.*

SOMMET

4. Bon. Accouchement sp.
6. Bon. Accouchement sp.
7. Bon. Accouchement sp. *Mort* 48 heures après la naissance, atélectasie pulmonaire.
9. Bon. Forceps laborieux.
10. Bon. Accouchement sp. *Mort* après quelques heures, atélectasie pulmonaire.
13. Étonné. Ranimé. *Mort* après quelques heures, forceps laborieux.
14. Bon. Forceps.
15. Bon. Forceps.
16. *Mort.* Basiotripsie.

SIÈGE

Ramené en bas avant le début du travail par la version par manœuvres externes.

2. Étonné. Ranimé. Bon état à la sortie.
3. Mort apparente. Ranimé. Bon état à la sortie.
5. Étonné. Bon état à la sortie. (Bassin de Nægele).
12. Bon.

Ramené en bas après l'expulsion du ballon. Version par manœuvres internes.

1. *Mort.* Passage de la tête très difficile. Un premier enfant était mort pendant une application de forceps.
8. Bon.
11. Bon.
17. *Mort.* A fait deux inspirations, n'a pu être ranimé (accidents gravido-cardiaques graves chez la mère).

ÉPAULE

18. Enfant macéré, très petit.

Je laisse de côté l'enfant 18, macéré.

14 enfants sur 17 sont nés vivants ou ont été ranimés ; 3 sont nés morts : le 16, le 1, le 17.

Le 16 a été tué par la basiotripsie.

Le 1 a succombé pendant les manœuvres d'extraction du siège.

Le 17. Très petit, né d'une mère qui asphyxiait, n'a pu être ranimé.

Parmi les 14 nés vivants, 2 ont succombé dans les premiers jours qui ont suivi leur naissance.

Reste 11 vivants sur 17, ou 64,70 pour 0/0.

En éliminant les observations 17 et 18 qui n'ont pas trait à des rétrécissements du bassin nous avons, pour les enfants venus tête dernière, une mortalité au moment de la naissance de 1 pour 7, c'est-à-dire de 14,28 0/0.

Pour les enfants venus par le sommet la mortalité au moment de la naissance est de 1 sur 9, c'est-à-dire de 11,11 0/0.

La mortalité générale est de 2 sur 16 ou de 12,5 0/0.

Moment de la rupture des membranes.

1. Artificielle, à la dilatation complète, 3 h. 15 après l'expulsion du ballon.
2. Artificielle. *Pendant le placement du ballon.*
3. Artificielle, à la dilatation complète.
4. Artificielle, à la dilatation complète, 1 h. 45 après l'expulsion du ballon.
5. Artificielle à la dilatation complète.
6. Spontanée, pendant le travail, pendant que le ballon est dans le vagin.
7. Artificielle. La dilatation est à très peu près complète.
8. Articielle, à la dilatation complète.
9. Spontanée, à la dilation complète.

10. Spontanée, après que le ballon a franchi l'orifice du col.
11. Artificielle, à la dilatation complète.
12. Artificielle. *Pendant le placement du ballon.*
13. Artificielle. Dilatation à très peu près complète.
14. Artificielle, à la dilatation complète.
15. Spontanée. Avant le placement du ballon cette rupture prématurée a été considérée comme une indication à l'emploi du ballon.
16. Spontanée. Avant tout début de travail, 60 heures avant le placement de l'appareil.
17. Artificielle, à la dilatation complète.
18. Spontanée au début du travail, avant l'introduction du ballon.

Mensuration des membranes après la délivrance, indiquant la situation du placenta par rapport à l'orifice utérin.

1. 3/35.
2. N'a pas été faite.
3. N'a pas été faite.
4. 9/32.
5. 13/24.
6. 0/23. Écoulement sanguin assez abondant au moment du placement de l'appareil.
7. 5/27.
8. 3/34.
9. 10/36.
10. 11/29.
11. 0/38.
12. N'a pas été faite.
13. 0/30.
14. 6/23.
15. Déchirure très près du bord placentaire.
16. 0/29.
17. Membranes déchirées.
18. N'a pas été faite.

Il est fâcheux que cette mensuration n'ait pas été faite

précisément dans les observations 2 et 12 qui sont les seules où les membranes ont été rompues pendant le placement de l'appareil.

IV. — MARCHE DU TRAVAIL. — MODE D'ACTION DU BALLON

Que se passe-t-il une fois le ballon introduit ?

Le ballon rempli plus ou moins complètement reste au point où il s'est trouvé placé pendant le remplissage, tantôt à droite, tantôt à gauche, rarement sur la ligne médiane ; il chasse dans l'une ou l'autre des fosses iliaques la région fœtale située, avant son introduction, au-dessus du pubis.

Il remonte tout entier au-dessus de l'orifice interne qui correspond à l'origine du tube de remplissage. La partie inféro-latérale du ballon est en rapport directement avec la paroi utérine : tout le reste du ballon est entouré, coiffé par les membranes qu'il a décollées de la paroi utérine en se développant, et qui le maintiennent dans la situation qu'il a prise; au niveau de l'orifice interne du col, on ne sent que le tube de remplissage.

Pendant un temps variable après le placement du ballon on n'observe rien de particulier ; quelques femmes se sont plaintes d'une sensation de tension de la région hypogastrique ; quelquefois des douleurs sourdes apparaissent immédiatement.

Le plus souvent au bout de trois ou quatre heures le travail se déclare franchement, et ordinairement il est très douloureux et marche rapidement. Sous l'influence des contractions on sent au début le segment inférieur qui bombe peu à peu, en même temps que le col s'efface et que le ballon commence à descendre : en combinant le palper avec le toucher on voit que l'appareil en descendant se place sur la ligne médiane.

Les contractions se multipliant, les bords de l'orifice externe s'amincissent ; puis une portion de plus en plus considérable du ballon est sentie par le doigt autour de l'origine du tube. A partir du moment où pendant la contraction l'orifice atteint la dimension d'une pièce de cinq francs, la dilatation marche très vite ; brusquement, sous l'influence d'une contraction, la plus grande circonférence du ballon franchit l'orifice et le ballon tombe dans le vagin.

Ce qu on observe par le toucher est un peu différent suivant que l'on a *complètement* rempli le ballon d'emblée ou qu'on l'a *incomplètement* gonflé.

Le ballon *complètement rempli* a la consistance de la tête fœtale ; il garde sa forme conique qui, grâce à l'incompressibilité du liquide et à l'inextensibilité des parois, reste invariable ; s'il appuie sur le segment inférieur il produit une dilatation très rapide ; il s'insinue dans le col comme un coin pendant la contraction et remonte quand celle-ci est terminée ; il donne la sensation d'une poche des eaux bien tendue et résistante.

Le ballon *incomplètement rempli* provoque un travail beaucoup plus lent au début : mais dès qu'une portion a franchi le col et reste dans le vagin la dilatation marche vite. Pendant l'intervalle des contractions cette portion procidente est plissée, flasque ; pendant la contraction au contraire, elle se tend, le liquide afflue et détermine au niveau de l'orifice une pression excentrique très efficace. Le ballon pendant la contraction prend la forme d'un bissac rétréci au niveau de l'orifice externe ; au moment où celui-ci est franchi on sent le col qui remonte au-dessus des grands diamètres du ballon.

Quoique la dilatation soit en somme moins rapide, lorsqu'on a au début rempli incomplètement le ballon, je crois qu'il vaut mieux agir ainsi.

La région fœtale se creuse un nid au niveau de sa base peu tendue; elle est repoussée moins haut et surtout on risque beaucoup moins, si j'en crois mon expérience, de voir se produire des procidences.

De plus, quand on emploie pour provoquer l'accouchement dans les bassins rétrécis les ballons volumineux que je conseille, il arrive que le ballon est retenu au-dessus du rétrécissement; il est comme suspendu au-dessus du segment inférieur sur lequel il ne presse pas, et le travail ne débute pas ou s'arrête; et ce qui montre bien que l'excès de volume du ballon est le véritable obstacle à la marche du travail, c'est qu'il suffit de retirer une partie du contenu pour que des contractions très efficaces se produisent. Si on réinjecte trop vite le liquide soustrait, le travail s'arrête de nouveau.

Avant de remplir le ballon il faut attendre qu'il soit assez descendu pour qu'il puisse se développer au-dessous du rétrécissement.

Je conseille donc d'injecter d'abord dans le ballon 100 gr. de moins qu'il n'est nécessaire pour le remplir. Si le travail tarde à se déclarer, on en retirera 50 gr. ou même 100 gr.

L'appareil en partie dégonflé devient de plus en plus malléable, de plus en plus flasque; il se moule à la forme du bassin et du segment inférieur comme le ferait une tête de fœtus macéré.

Il faut alors surveiller attentivement ce qui se passe au niveau du col, si l'on ne veut pas que le ballon tombe dans le vagin avant d'avoir produit la dilatation qu'on veut obtenir, comme cela est arrivé dans l'observation 12.

Au point de vue physiologique, ce qui arrive lorsque le ballon trop volumineux n'appuie pas sur le segment inférieur me paraît fort important : cela ne démontre-t-il pas que le réflexe qui détermine le début du travail part du voisinage de l'orifice interne, et que les phénomènes physiologiques de l'accouchement sont régis par des lois purement mécaniques ?

Au moment où la base du ballon menace de traverser l'orifice externe je conseille de réinjecter la quantité de liquide qui manque pour qu'il soit plein : il faut faire cette opération très doucement, en une ou plusieurs fois suivant les cas ; mais je considère comme important qu'on fasse sortir de l'utérus le ballon *plein*, de façon à avoir la dilatation la plus grande possible.

Quand le diamètre antéro-postérieur du bassin mesurera au moins 9 centim. il n'y aura guère lieu de tenir compte du bassin osseux pour le passage du ballon.

Entre 9 et 7 centim 1/2 il suffira de retirer une centaine de grammes du ballon que j'ai pris pour modèle pour qu'il traverse facilement le rétrécissement.

Entre 7 1/2 et 6 1/2 le bassin sera franchi sans effort s'il manque cent cinquante grammes.

Quand le bassin sera plus étroit ce sera par tâtonnements, en ôtant et réinjectant successivement de petites quantités de liquide, qu'on obtiendra la plus grande dilatation possible du col. On pourra même dans ces cas avoir des renseignements précieux sur l'étendue des diamètres utiles du bassin, en calculant la circonférence du rétrécissement au moyen de la quantité de liquide contenu dans le ballon au moment où celui-ci a pu franchir l'anneau ou le canal rétréci. On provoquera d'ailleurs rarement l'accouchement prématuré dans des bassins de moins de 7 centim.

Quand le ballon a franchi l'orifice externe la période d'expulsion commence ; elle est très rapide toujours, même chez les primipares. Il y a un intérêt réel à avoir une dilatation aussi grande que possible du vagin et de la vulve ; aussi je conseille de laisser le ballon rempli pendant toute cette période, de façon à lui assurer ses plus grandes dimensions.

La période d'expulsion se compose très nettement de deux temps ; pendant le premier le périnée se distend et bombe de plus en plus ; la boutonnière musculaire si bien décrite par Varnier s'ouvre, le coccyx est refoulé en arrière : le ballon avance et recule sous l'action des efforts, jusqu'à ce que le détroit inférieur musculaire soit franchi ; alors l'appareil tout entier est hors du bassin osseux, en avant du coccyx qui l'empêche de retourner en arrière : en quelques instants, même chez les primipares, l'anneau vulvaire est franchi et le ballon projeté au dehors.

Le ballon agit à la manière de la poche des eaux : en dehors de l'augmentation de tension que son volume provoque et qui, contrairement à ce que je pensais théoriquement, est peu considérable, toute sa force de projection est due à la contraction des muscles utérins et abdominaux : la puissance qu'il déploie contre les parois qu'il dilate est donc presque tout entière empruntée à l'organisme maternel qui se comporte vis-à-vis de lui comme il ferait vis-à-vis d'un œuf entier peu volumineux, qui se présenterait au devant d'un second œuf bien développé dans un accouchement gémellaire où le premier fœtus serait mort et macéré.

Théoriquement il n'y a donc aucune raison pour que la dilatation ainsi faite soit dangereuse pour la mère, et en effet dans aucune des observations on n'a signalé de déchirure notable produite par le passage de l'appareil, et dans aucun cas on n'a noté de suites de couches pathologiques.

La dilatation du col est rapide; dans les observations 2, 3, 8, 10, où il s'agit de primipares chez qui on a provoqué l'accouchement, le col s'est effacé et dilaté assez pour laisser passer les ballons dans un espace de temps qui n'a pas excédé 7 h. 15.

Les causes de la rapidité de la dilatation sont, je crois, l'augmentation de tension agissant directement sur le segment inférieur de l'utérus et surtout la forme conique du ballon.

L'augmentation de tension est par elle-même tout à fait insuffisante à provoquer le travail : je n'en veux pour preuve que ce qui s'est passé dans l'observation 6 où une malade a gardé dans le ventre pendant 26 heures, sans éprouver aucune gêne, un ballon de 0,25 centim. de circonférence.

Il faut que le ballon soit libre d'appuyer sur le segment inférieur, sous l'influence des contractions ; on pourrait sans inconvénient aucun, j'en suis sûr, accélérer considérablement la marche du travail en exerçant des tractions sur le tube de remplissage ; je n'ai pas voulu le faire, au moins pendant la dilatation du col, de façon à être autorisé à dire que je ne faisais rien qui ressemblât à l'accouchement forcé : mais je serais très disposé à conseiller ces tractions, au moins quand le travail tarderait à se déclarer comme dans les observations 6, 18, ou quand il subirait un temps d'arrêt considérable comme dans les observations 10, 11, temps d'arrêt dû à ce que le ballon n'appuie plus convenablement sur les bords de l'orifice.

Je rappelle que, dans l'observation 16, le Dr Pinard a obtenu en quelques minutes la dilatation du col et du canal vagino-vulvaire, chez une primipare, en tirant doucement sur le tube du ballon.

Aussitôt après l'expulsion du ballon il faut pratiquer le toucher manuel : on a constaté, dans toutes les observations sauf deux, que la dilatation du col était complète ou suffisante pour qu'on pût immédiatement terminer l'accouchement.

Dans les observations 6 et 15, le col qui venait de laisser passer un ballon volumineux s'est resserré aussitôt après ; je ne sais ce qui s'est passé dans l'observation 6, où l'on a laissé l'accouchement se terminer spontanément 24 heures après l'expulsion de l'appareil.

Mais j'assistais à l'expulsion du ballon dans l'observation 15, et je constatai moi-même le rétrécissement de l'orifice à ce moment ; néanmoins il se dilata rapidement de nouveau, et, deux heures après la sortie de l'appareil, je faisais une application de forceps sans rencontrer d'obstacle provenant des parties molles.

Le toucher manuel pratiqué immédiatement après la sortie du ballon donne des renseignements précis sur l'état du col et du segment inférieur, et aussi sur la région fœtale qui se présente. S'il n'y a pas de procidence, si la tête fléchie occupe seule l'aire du détroit supérieur, on peut pendant une heure ou deux abandonner le travail à lui-même ; on rompt les membranes si elles sont intactes.

Si l'utérus se contracte vaillamment, si le rétrécissement n'est pas trop considérable ou la tête pas trop volumineuse, elle descend dans l'excavation et l'accouchement se termine spontanément.

Si au bout d'un temps limité on voit que la tête ne descend pas, si le col se referme, on termine l'accouchement par une application de forceps ou une embryotomie ; il n'y a aucun intérêt à attendre.

Quand le siège se présente, si le rétrécissement n'est pas trop considérable, toujours il descend derrière le ballon et on n'a à intervenir que pour la sortie des épaules et de la tête.

S'il y a une complication comme une procidence du cordon, on est dans des conditions excellentes pour pratiquer la version.

Mon avis formel est qu'après la sortie du ballon on doit terminer l'accouchement, à moins qu'on ne juge qu'il va se terminer spontanément. *On doit se comporter comme on ferait pour le second fœtus dans un accouchement gémellaire.*

Nous n'avons pas à nous occuper de la délivrance.

En moyenne l'accouchement a été terminé spontanément ou artificiellement moins de douze heures après le placement de l'appareil.

A partir du moment où le travail d'expulsion du ballon a débuté, toujours il a marché rapidement ; il a duré moins de 6 heures en moyenne. Après la sortie du ballon on doit pouvoir terminer l'accouchement ; pour cela il suffit d'employer un appareil auquel on donne une circonférence de $0^m,30$.

La patiente arrive au moment de la délivrance sans avoir été épuisée par de longnes heures de souffrance sans sommeil et sans nourriture ; l'enfant se trouve par là même dans des conditions excellentes.

Je rappelle qu'après l'expulsion du ballon on peut mesurer sa circonférence, et l'on est assuré qu'il n'a pu sortir que par un canal de dimensions égales aux siennes ; rien n'est plus facile que d'obtenir ce qu'on est convenu d'appeler une dilatation complète. Or, combien de fois dans les rétrécissements du bassin, après avoir attendu des heures et des journées que la dilatation soit suffisante, ne se laisse-t-on pas aller ou n'est-on pas entraîné à opérer avant la dilatation complète, au risque de voir s'ajouter à des obstacles inévitables provenant du bassin osseux, des difficultés quelquefois considérables provenant d'une dilatation incomplète des parties molles, difficultés qui doivent disparaître si l'on a fait avec un ballon de dimensions connues une dilatation préalable.

Trop souvent l'expectation prolongée, avant de permettre l'intervention, a produit dans la circulation utéro-placentaire des troubles qui compromettent gravement la vitalité de l'enfant.

Mon appareil est fils du ballon Tarnier ; puisse-t-il suivre la fortune de son père !

J'ai dit assez en quoi ils diffèrent l'un de l'autre pour n'avoir pas à y revenir.

Il a des liens de parenté avec les sacs de Barnes, mais en réalité il en est très différent ; le Prof. Barnes avec des sacs en forme de violons, de plus en plus gros et élastiques, exerce sur les parois du canal cervical une pression excentrique continue qui amène une dilatation artificielle du col ; avant d'obtenir une voie suffisante pour terminer l'accouchement, il applique successivement deux et même trois de ses sacs ; il n'obtient pas en une fois avec certitude une dilatation complète ; de plus il agit seulement sur le col ; il ne porte pas d'emblée, au-dessus de l'orifice interne, un corps étranger qui dilatera d'un coup sur son passage tout le canal génital. Au contraire, mon ballon une fois en place, je n'ai plus à intervenir jusqu'à son expulsion qui a lieu spontanément ; il ne peut sortir qu'après avoir créé sur tout son parcours une dilatation complète depuis le segment inférieur de l'utérus jusqu'à l'orifice vulvaire.

Quant aux vessies de porc employées par le Dr Hubert pour accélérer la dilatation du col, elles ne pénètrent dans l'utérus qu'accidentellement ; elles ne sont pas, de propos délibéré, gonflées dans l'intérieur de la cavité utérine ; elles diffèrent complètement de mon ballon comme qualités essentielles. Le Dr Hubert recherche pour son appareil la plus grande élasticité possible ; j'emprunte à l'inextensibilité du mien le résultat que j'apprécie le plus dans le procédé que je préconise, à savoir la certitude que, pour la sortie d'un fœtus, je viens d'ouvrir une voie de *dimension déterminée.*

Je crois pouvoir en dire autant du double ballon du Dr Chassagny, employé comme *appareil dilatateur.*

Je veux aller au devant d'un certain nombre d'objections qui se présentent tout d'abord à l'esprit.

Ne risque-t-on pas :

1° De rompre les membranes soit en introduisant le ballon, soit en le remplissant ;

2° De décoller le placenta ;

3° D'augmenter d'une façon dangereuse la tension dans l'intérieur de la cavité utérine ;

4° De déplacer la partie fœtale qui se présente ;

5° Par conséquent de favoriser la procidence du cordon et des membres.

Examinons rapidement chacune de ces objections.

1° *Rupture des membranes.* — Cet accident s'est produit rarement : 2 fois sur 18 observations ; ni dans un cas ni dans l'autre il n'a présenté d'inconvénient soit pour la mère, soit pour l'enfant ; le ballon sert de tampon et empêche le liquide de s'écouler en grande quantité, et d'autre part la dilatation est assez rapide pour que le fœtus ne puisse guère souffrir d'une rupture prématurée ; en assurant une dilatation complète rapide, on évite, je crois, les inconvénients de la rupture prématurée.

2° *Décollement du placenta.* — J'avoue que je n'étais pas sans crainte à ce sujet, les premières fois que j'ai introduit et rempli mes ballons ; mais j'agis en toute sécurité depuis que j'ai vu le ballon trouver sa place à côté, tout à côté du placenta sans provoquer d'hémorrhagies, comme dans les observations 6, 11, 13, 16 où le placenta était tangent à l'orifice de déchirure des membranes après l'accouchement.

D'ailleurs si je sentais le placenta sur mon passage lorsque j'explore directement le segment inférieur comme je le fais toujours, ou je m'abstiendrais, ou je prendrais une autre route, ou plutôt encore je romprais les membranes et introduirais le ballon dans la cavité de l'œuf.

J'agirais de même si, pendant l'introduction ou le remplissage, il survenait une hémorrhagie de quelque importance. L'observation 1 est la seule dans laquelle on ait observé au moment du placement du ballon un écoulement de sang notable ; il s'arrêta aussitôt qu'on eût commencé à remplir le ballon.

3° *Augmentation de la tension dans l'intérieur de la cavité utérine.* — Cette augmentation est peu considérable à en juger par le peu de force que l'on a à déployer pour pousser le liquide dans le ballon ; en dehors des contractions, et il faut s'arrêter immédiatement s'il en survient une, le liquide pénètre sous une pression minime.

Dans aucun cas cette augmentation de tension ne paraît avoir été nuisible ; dans l'observation 17 où le ballon a été placé chez une malade en état d'asphyxie, la gêne de la respiration n'a pas été sensiblement accrue. C'est à elle cependant que je serais tenté d'attribuer, au moins en grande partie, ce fait que j'ai signalé, à savoir que le travail est très douloureux.

4° *La partie fœtale qui se présente est déplacée.* — Cela est incontestable, mais je ferai observer que dans les rétrécissements du bassin, avant le travail, alors que l'on provoque l'accouchement, il n'y a pas, à proprement parler, de présentation, et que l'on sera mal venu à me reprocher de déplacer une région fœtale, qui souvent se déplace spontanément ; j'ajouterai d'ailleurs que, dans toutes mes observations, nous avons fait venir sans difficultés les fœtus dans l'attitude que nous avions choisie à l'avance, et qu'une fois le ballon expulsé, nous avons toujours trouvé au niveau du détroit supérieur le pôle fœtal, sommet ou siège, qui s'y trouvait au moment du placement du ballon ; s'il s'en écartait, il serait toujours aisé de l'y ramener ; en admettant qu'on n'y réussît pas, après la sortie du ballon, on se trouverait dans d'excellentes conditions pour faire une version par manœuvres internes.

5° *Procidence du cordon et des membres.* — Les procidences sont en effet favorisées par la présence de ces corps étrangers volumineux.

Dans trois de nos observations on observa des procidences au moment de la sortie du ballon ; dans l'observation 7, présentation du sommet avec procidence du cordon et d'un bras qui fut réduite facilement à travers les membranes, la dilatation étant complète.

Dans l'observation 15, de même, présentation du sommet avec procidence du cordon et d'un bras ; on put la réduire avec la main, bien que les membranes fussent rompues depuis longtemps.

Dans l'observation 14, une procidence du bras dont l'existence avait été constatée avant le placement du ballon, persista après sa sortie, et rendit la version impossible : je pus assez facilement réduire le bras procident et aussi le pied que j'avais amené jusqu'à la vulve et terminer l'accouchement par une application de forceps.

Dans l'observation 9, on constata, avant le placement du ballon, une procidence du cordon et d'un bras qui se réduisit spontanément, car elle n'existait plus lors de la sortie de l'appareil.

Dans ces 4 cas les enfants naquirent vivants.

Dans deux seulement la présence du ballon a pu être cause de la procidence.

Si le toucher manuel pratiqué aussitôt après la sortie du ballon fait constater l'existence d'une procidence, il faut de suite essayer la rétropulsion ; si on échoue, la version par manœuvres internes est tout indiquée et les conditions pour la réussir sont excellentes.

Pour éviter la production des procidences, j'ai fait construire des ballons surmontés d'une couronne dans l'ouverture de laquelle la tête pouvait se loger : j'ai renoncé à leur emploi parce qu'il était très compliqué. Je crois qu'en remplissant *incomplètement* le ballon jusqu'au moment où il va sortir de l'utérus j'arriverai au même résultat.

En somme l'enfant se trouve placé dans les mêmes conditions que le second fœtus dans l'accouchement gémellaire ; il a tous les avantages de cette situation : par contre il supporte une partie de ses inconvénients.

V. — INDICATIONS

L'indication principale est la provocation de l'accouchement pour un rétrécissement du bassin.

C'est cette indication que j'ai toujours eue en vue, ne considérant les autres que comme accessoires. Sur les 18 observations que je publie, 16 ont trait à des rétrécissements du bassin.

Dans 14 de ces cas le ballon a servi à provoquer le travail et à dilater les parties génitales; dans 2 cas le travail ayant débuté avant son introduction il a eu pour but d'en accélérer la marche et d'amener une dilatation rapide.

C'est dans les bassins rétrécis que ma méthode me paraît surtout avantageuse en provoquant sûrement l'accouchement à jour fixe, en produisant rapidement une dilatation complète des parties molles, enfin en donnant des renseignements utiles sur les diamètres de la filière rétrécie du bassin.

Mais toutes les fois qu'aucune partie fœtale volumineuse n'étant engagée dans l'excavation, on reconnaît qu'il y a intérêt a provoquer le travail où à le mener rapidement, je propose l'emploi de mon appareil.

Cette indication se rencontrera.

1° Dans quelques cas d'hydramnios où je conseillerai alors de rompre les membranes en même temps qu'on place le ballon;

2° Dans les accidents gravido-cardiaques comme dans l'obs. 17;

3° Dans les cas d'albuminurie grave nécessitant l'interruption de la grossesse;

4° Dans le cas de présentation de l'épaule au début du travail, les membranes étant rompues, la version par manœuvres internes étant rendue impossible par la rétraction de l'utérus sans toutefois que l'épaule soit engagée, afin de hâter à la fois la dilatation et d'empêcher l'épaule de descendre;

5° Dans le cas de rétention d'un fœtus mort qui se putréfie dans l'utérus comme dans l'observation 18;

6° Dans le cas de rétention du placenta, pour rouvrir l'utérus, lorsqu'il y a des phénomènes septiques graves;

7° Enfin je serais très disposé dans un cas d'hémorrhagie grave par insertion vicieuse du placenta, même avant tout début de travail, à rompre les membranes là où je pourrai les atteindre et à placer un ballon dans la cavité de l'œuf : je suis convaincu que le ballon fera un excellent tamponnement, tout en amenant un travail rapide, remplissant toutes les conditions pour avoir dans ces cas graves le meilleur résultat possible en ce qui concerne l'enfant aussi bien que la mère.

VI. — OBSERVATIONS

Observation I

Observation recueillie par M. Varnier, interne des hôpitaux.

Secondipare. — Bassin de 10 cent. (sans déduction). — Accouchement provoqué et dilatation avec le ballon Champetier. — Pas de forceps. — Version d'emblée. — Extraction très difficile, pendant laquelle l'enfant meurt.

La nommée B... Joséphine, âgée de 29 ans, domestique, est entrée le 17 août 1887, salle Ste-Anne, lit n° 4. Service de M. Pinard, suppléé par M. Champetier de Ribes.

Est venue accoucher dans le service en août 1886 de son premier enfant.

11 août 1886, O.I.G.T., tête amorcée. Promonto-sous-pubien, 10 centim. Dernières règles le 7 novembre 1885.

Apparition des premières douleurs, 13 août 1886 à 5 heures du matin.

Rupture spontanée à 3 h. 15 du soir le 14; à 4 h. 20, dilatation complète. Tête mobile au détroit supérieur. Bosse séro-sanguine volumineuse.

A 6 h. modifications des battements du cœur. M. Lepage fait une application de forceps sur tête amorcée.

Au bout de 12 à 15 minutes de tractions *ressaut*, l'enfant est extrait en état de mort apparente; exorbitisme droit; 3/4 d'heure d'insufflation.

Les battements du cœur cessent 1 h. 1/2 après la naissance.

Enfant de 3000. Durée du travail 14 heures.

O.F. 14 1/2. O.M. 12 1/2. B.P. 9-5. B.T. 8. S.O.B. 10 1/2.

La tête a été prise du front à l'occiput.

La cuillère gauche remonte en arrière sur le cou; la cuillère droite est appliquée sur le frontal droit.

A 2 centim. 1/2 en arrière de l'extrémité de la cuillère droite existe une fracture du frontal (sac de noix).

A l'autopsie épanchement sanguin considérable de la base.

Suites de couches normales.

On a conseillé à cette femme de revenir à 8 mois. Elle l'a fait.

Dernières règles le 14 décembre. Entrée le 17 août 1887 (pour provocation).

Accouchement provoqué le 25 août par M. Champetier.

Fœtus vivant en O.I.G.T.; tête mobile au détroit supérieur. Liquide amniotique abondant.

A 10 h. 1/2 chloroforme. Introduction facile, à l'aide d'une longue pince à forcipressure courbe, du ballon Champetier; écoulement sanguin notable. Le placenta ne doit pas être loin.

L'hémorrhagie cesse dès qu'on distend le ballon à l'aide d'une quantité notée d'avance de solution phéniquée qui doit lui donner 8 centim. 1/2 de diamètre ferme et 0,28 de circonférence,

La tête n'est pas très déplacée, la distension du segment inférieur se faisant surtout aux dépens de l'excavation.

Apparition des premières douleurs à 1 heure de l'après-midi. Elles ne cessent plus. A 6 heures la dilatation est grande comme 1 fr.; segment inférieur très tendu.

L'enfant va bien.

A partir de 6 heures douleurs très fréquentes et très intenses.

Le ballon est expulsé à 8 heures 35, laissant derrière lui une dilatation grande comme la paume de la main et *des bords dilatables*. On voit qu'il avait 0,27 pour franchir l'orifice. Dès ce moment on pourrait passer.

Poche des eaux très volumineuse; tête très élevée mobile au-dessus du détroit supérieur.

L'enfant va bien. Je fais prévenir M. Champetier et me tiens prêt à intervenir si la poche se rompt, car il y a toutes les chances pour que le cordon fasse procidence.

Les douleurs continuent très vives et très fréquentes; la poche résiste à une tension considérable. Le fœtus mobile se déplace et je dois à un moment ramener en bas et faire maintenir la tête qui a filé.

M. Champetier arrive à 11 heures 50. La poche a amené la dilatation complète. Elle est énorme; la tête est très loin au-dessus du détroit supérieur.

L'enfant va bien.

Chloroforme. Rupture artificielle de la poche des eaux. Version sur un pied, va bien jusqu'aux bras. Le cordon bat. Bras relevés difficiles à dégager; il faut bien 5 minutes : plus de battements dans le cordon.

La tête est en O.I.G.T. bouche à droite du bassin. Manœuvre de Champetier; j'exerce une *pression considérable* sur le front à droite en refoulant vers la gauche.

La tête se fléchit bien, mais on éprouve de grandes difficultés pour faire passer la bosse pariétale antérieure; il faut plus de 5 minutes d'efforts très énergiques.

M. Champetier fatigué me donne à terminer; la tête ne tenait presque plus. Je tire à peine, elle vient, rotation, etc.

Derrière gros jet de sang qui m'inonde.

Il y a beau temps que l'enfant est mort.

C'est un garçon qui pèse 2930 gr. et mesure 48 centim.

Les diamètres de la tête sont les suivants :

O.F.	12
O.M.	13.3
B.P.	9.4
B.T.	8
S.O.B.	9.6

Dépressibilité grande (trace du promontoire) à l'extrémité postérieure du bitemporal.

Délivrance 1/4 d'heure après. Le placenta a présenté sa face utérine, membranes 35/3. Il était donc bien sur le segment inférieur, ce qui explique l'hémorrhagie.

Suites de couches normales.

Observation II

Observation recueillie par M. Lefebvre, interne des hôpitaux.

Primipare. — Bassin de 10 1/4. — *Circonf. du ball.* 0,24. — *Grossesse de* 8 *mois* 1/2. — *Siège. — Version. — Rupture des membranes. — Extraction de tête difficile. — Début opération* 1 *h.* 40, *fin* 6 *h.* 45 *après pose du ballon. — Déchirure du périnée. — Enfant vivant. — Période d'expulsion dure quelques minutes. — Chloroforme.*

H..., entre dans le service d'accouchement de la Charité, le 25 avril 1888, enceinte pour la première fois. On ne trouve chez elle aucune trace de rachitisme sauf peut-être une légère asymétrie du front.

Ses dernières règles datent du mois d'août 1887. Elle a commencé à percevoir les mouvements actifs du fœtus à la fin de décembre.

Nous avons devant nous une femme un peu maigre, de taille moyenne, qui tousse habituellement et qui présente de la submatité dans la fosse sous-claviculaire avec affaiblissement du murmure vésiculaire.

Les seins sont assez volumineux, l'aréole pigmentée, les tubercules de Montgomery sont bien développés. Le mamelon est ombiliqué, l'abdomen est volumineux, la ligne brune est très marquée; l'ombilic est complètement effacé, on constate des vergetures à la partie inférieure de l'abdomen.

Au palper, on trouve l'utérus remontant de six travers de doigt au-dessus de l'ombilic, le sommet est au-dessus du détroit supérieur, le fœtus est très mobile, le ballottement céphalique facilement perceptible au-dessus de la symphyse pubienne. La position est en O.I.G.P.

A un examen pratiqué deux heures et demie après le précédent on trouve le front à gauche et en avant, le dos est très en arrière, le siège est dans la corne droite de l'utérus. En déprimant très fortement la paroi abdominale du côté droit on arrive sur le plan latéral gauche du fœtus.

Auscultation. — Le maximum des bruits du cœur est perçu au-dessous de l'ombilic du côté droit, à 6 ou 7 centimètres de la cicatrice ombilicale.

Toucher. — Le doigt introduit dans le vagin arrive sur le col qui est complètement ramolli, il a une longuenr de 1 cent. 1/2 environ; l'orifice externe permet l'introduction de l'index, les membranes sont intactes, le sommet est élevé en position O.I.D.P. A l'examen du bassin, on trouve que la face antérieure du sacrum est plane, l'union de la première avec la seconde pièce sacrée est saillante; il y a là un faux promontoire très net que l'on reconnaît à la présence des trous sacrés. En remontant au-dessus, on arrive sur le promontoire vrai qui est bas et plus arrondi, on peut même apprécier une partie de la cinquième vertèbre lombaire. Le diamètre promonto-sous-pubien mesure 10 cent. 1/4.

On se trouve donc en présence d'une femme enceinte de huit

mois et demi, ayant une présentation du sommet élevé en position O.I.D.P., avec un bassin rétréci.

Le même jour, 26 avril, l'enfant paraissant volumineux, M. Champetier de Ribes, craignant qu'une attente plus longue compromît la vie de l'enfant, se décide à provoquer l'accouchement prématuré.

Après un lavage antiseptique vulvaire et vaginal préalable, la femme est mise dans la position obstétricale. Deux aides maintiennent les jambes, tandis qu'un troisième administre le chloroforme ; la résolution est complète dix minutes après.

M. Champetier de Ribes pratique alors la version pelvienne par manœuvres externes; le fœtus se trouve maintenant en présentation du siège position S.I.D.A.

10 h. 20. — On procède ensuite à l'introduction d'un ballon aseptique ; pour cela, on réduit son volume, on le saisit entre les deux branches d'une longue pince courbe, la grosse extrémité dirigée en avant; puis, après l'avoir soigneusement vaseliné, on le glisse jusque dans la cavité utérine. Il est guidé par la face palmaire de la main gauche introduite dans le vagin, puis la face palmaire de l'index et du médius introduits dans la cavité du col; mais alors les membranes ne se laissant pas facilement décoller, elles se rompent et il s'écoule un flot abondant de liquide amniotique.

Une fois le ballon dans l'utérus, l'opérateur retire la pince et maintient le ballon avec les doigts tandis qu'un aide y injecte l'eau qui y était primitivement contenue, et qu'on avait réservée ; le ballon complètement gonflé reste fixé dans l'utérus. On place une ligature sur le tube de remplissage et l'opérateur retire la main.

La parturiente est remise dans le décubitus dorsal et ensuite réveillée; puis on attend que le travail se déclare spontanément.

Les contractions douloureuses se déclarent à midi ; à 1 heure et demie la dilatation atteint la largeur d'une pièce de 5 francs.

A 3 heures 1/2. — La dilatation est comme une petite paume de main, la petite extrémité du ballon fait fortement saillie à travers l'orifice utérin; le plan de cet orifice est très incliné sur l'axe du ballon de telle sorte que son tiers antérieur sort du col, tandis qu'en arrière les deux tiers inférieurs et postérieurs sont sortis.

4 heures 35. — On ne sent plus qu'un peu la lèvre antérieure, la partie postérieure de l'orifice utérin n'est plus accessible, on met de nouveau la femme dans la position obstétricale, on saisit alors le tube du ballon, on fait des tractions lentes et continues aidées des

efforts de la femme, on l'amène au dehors non dégonflé après quelques minutes.

A ce moment il se produit une hémorrhagie qu'on croit d'abord de provenance utérine ; voyant qu'elle ne cède pas à une injection vaginale chaude, on examine les organes génitaux externes ; ceux-ci présentent au niveau de la commissure antérieure de la vulve une éraillure profonde de 2 millimètres environ de laquelle s'échappe un jet de sang. Une serre-fine rapproche les deux lèvres de la plaie, l'hémorrhagie s'arrête définitivement.

Les membranes ayant été rompues pendant l'introduction du ballon, M. Champetier de Ribes introduit alors la main dans le vagin et jusque dans l'utérus et ramène le pied gauche. Le siège est alors en sacro-iliaque droite antérieure.

A ce moment, la femme cessant de pousser on attend le retour des contractions utérines ; les bruits du cœur sont bons.

A 5 heures. — Réveil des contractions utérines, la jambe sort jusqu'au genou, mais alors les battements du cœur de l'enfant commençant à devenir plus lents et plus sourds, on exerce des tractions sur la jambe du côté gauche ; elles amènent la cuisse gauche à la vulve.

Le membre inférieur droit restant fléchi le long du tronc, la fesse droite fait en avant une saillie qui butte contre l'arcade pubienne et qui empêche l'expulsion du tronc.

On tourne alors celui-ci de telle sorte que la saillie faite par la fesse droite réponde au sacrum ; le tronc descend alors sans difficulté.

On procède alors à de légères tractions sur le tronc pendant qu'un aide, placé sur le lit de la femme appuie sur la tête fœtale pour la fléchir et la repousser en bas et en arrière. Elle franchit le point rétréci et descend dans l'excavation, entraînant avec elle le segment inférieur de l'utérus.

Introduisant alors deux doigts de la main droite dans la bouche de l'enfant, M. Champetier de Ribes abaisse le maxillaire inférieur. Mais à ce moment, la malade ne poussant plus, le dégagement de la tête présente de grandes difficultés et l'enfant reste dans cette situation pendant cinq minutes environ.

Il fait des mouvements inspiratoires prématurés, on ne trouve plus de battements dans le cordon.

Enfin à 5 heures 15, l'extraction de la tête est pratiquée. Il s'est écoulé six heures quarante-cinq minutes depuis l'introduction du ballon.

L'enfant naît un peu étonné; néanmoins les battements du cœur sont encore perceptibles. On pratique immédiatement la ligature, puis la section du cordon; l'enfant est débarrassé des mucosités et du sang qui obstruent le larynx; on l'enveloppe d'une alèse chaude et on pratique l'insufflation d'abord avec un tube laryngien, puis bouche à bouche. Au bout d'un quart d'heure se manifestent des mouvements respiratoires, spontanés et très espacés; l'enfant devient plus rosé, on le frictionne alors avec de l'alcool étendu d'eau, puis on lui donne un bain sinapisé. Les mouvements respiratoires deviennent alors plus fréquents et plus réguliers, et l'enfant témoigne par ses cris de son retour à la vie.

Le toucher vaginal, pratiqué chez l'accouchée immédiatement après l'expulsion du fœtus et lorsqu'une injection vaginale chaude a été donnée, fait reconnaître que le placenta est déjà en partie dans le vagin.

A 5 heures 40 la délivrance est terminée et complète. On donne à la malade une injection intra-utérine très chaude.

On reconnaît alors qu'il existe une légère déchirure de la partie inférieure du vagin et des téguments du périnée. On laisse la malade reposer quelque temps, puis M. Champetier de Ribes place deux sutures au catgut sur la déchirure vaginale et deux autres sur la déchirure périnéale. Au bout de dix jours les suites de couches ont été normales. Le périnée est entièrement reconstitué, sauf pour la déchirure profonde du vagin, près de la peau où il reste une légère exulcération qui guérira facilement.

OBSERVATION III

Observation recueillie par M. LEFEBVRE, interne des hôpitaux.

Primipare. — Bassin de 10,5. — *Ballon de* 0,24. — *Grossesse de* 8 *mois* 1/2. — *Siège. — Version. — Début de travail après* 30 h. — *Dilatation dure* 6 *h.* 40. — *Expulsion quelques minutes.* — *Dilatation complète. — Fin* 8 *heures après pose du ballon.* — *Extraction. — Enfant vivant. — Déchirure du périnée.*

G. M..., âgée de 27 ans, couturière, entre à l'hôpital de la Charité, le 27 mars 1888, salle Sainte-Marie, n° 5.

Antécédents héréditaires. — Père mort tuberculeux. Mère dyspeptique et gastralgique. Sœur morte à 19 ans d'une affection cérébrale impossible à préciser.

Antécédents personnels. — Notre malade n'a marché qu'à l'âge de quatre ans. La chute de la première dentition a eu lieu à 7 ans et la seconde dentition fut très longue à se faire.

Réglée à 17 ans régulièrement; ses règles à chaque période durent huit jours. Les dernières règles datent du 7 au 11 août 1887. Il y eut des vomissements du 15e jour au 7e mois de la grossesse, ayant lieu le matin au lever et aussitôt après le repas. On note également de l'insomnie pendant toute la durée de la grossesse. Peu de phénomènes du côté des seins. Le 20 décembre, pour la première fois, les mouvements du fœtus ont été perçus par la mère.

Actuellement : Femme très petite : taille 1 m. 25 centim. Les fémurs présentent une courbure prononcée à convexité antéro-externe. Les tibias offrent une double courbure en *S*. Chapelet rachitique peu prononcé.

Les seins sont peu volumineux. Aréole étroite, bien pigmentée; tubercules de Montgomery bien développés. Mamelon saillant.

Abdomen volumineux et très tendu, la ligne brune est fortement pigmentée. Cicatrice ombilicale effacée. Vergetures.

Pas de varices aux membres inférieurs ni à la vulve.

Palper. — Fond de l'utérus à 6 travers de doigt au-dessus de l'ombilic. On sent le siège du fœtus en haut dans la corne gauche de l'utérus. Le dos regarde à gauche et en arrière. La tête est très mobile; elle déborde fortement la symphyse pubienne; le front est dirigé en avant et à droite, la tête est peu fléchie. Il est facile de sentir à ce niveau le ballottement céphalique.

Auscultation. — Les bruits du cœur sont entendus au niveau d'une ligne horizontale passant par l'ombilic en un point distant d'environ six centimètres de la cicatrice ombilicale, à gauche de cette cicatrice.

Toucher : Le doigt introduit dans le vagin arrive après un court trajet à sentir, en arrière et sur la ligne médiane, une saillie prononcée que l'on reconnaît être l'articulation du sacrum et de la colonne vertébrale : le promontoire. Le col, complètement ramolli, mesure une longueur de 1 centim. 1/2 environ; il est entr'ouvert et offre un orifice de la largeur d'une pièce de 2 fr. environ. On sent à travers le segment inférieur la tête, qui est très mobile, et on peut facilement percevoir le ballottement vaginal.

Le doigt, promené circulairement, suit assez facilement les contours du détroit supérieur dont on mesure les différentes dimensions, ainsi que celles du détroit inférieur et du grand bassin.

On trouve alors : diamètre étendu d'une épine iliaque antéro-supérieure à l'autre 205; diamètre d'une crête iliaque à l'autre 237; diamètre sacro-iliaque 175; diamètre bitrochantérien 30; diamètre bi-ischiatique 11; diamètre promonto-sous-pubien 105.

Diagnostic. — Le diagnostic porté est le suivant : Grossesse de 7 mois et une semaine environ. Présentation du sommet en position O.I.G.P. Bassin rétréci suivant toutes ses dimensions, le diamètre promonto-pubien minimum mesurant entre 8 1/2 et 8 3/4 après déduction.

On se décide alors à provoquer ultérieurement l'accouchement prématuré.

Le 27 avril, la grossesse datant alors de 8 mois 1/2, on se décide à intervenir.

Le 27 avril, à 10 h. 20, on commence à administrer le chloroforme; au bout de dix minutes l'anesthésie et la résolution musculaire sont complètes.

On pratique alors la version par manœuvres externes : après la version, la tête est dans la corne droite de l'utérus, il est facile de sentir le ballottement céphaliqne au niveau de l'hypochondre droit.

Le dos est dirigé à droite et en avant; le siège au niveau du détroit supérieur du bassin ; la présentation du sommet a été transformée en présentation du siège en position sacro-ilaque droite antérieure.

A 10 h. 40 on introduit un ballon pour provoquer l'accouchement prématuré. Pour ce faire on a soin d'abord de déterminer exactement le volume de ce ballon en le remplissant complètement de liquide antiseptique, puis on en mesure les dimensions qui sont alors de 7 centim. 1/4 de diamètre maximum, sur 24 de circonférence; vidant alors complètement le ballon, en ayant soin de conserver dans un récipient préparé *ad hoc* tout le liquide qui y était contenu, on le plonge dans un liquide antiseptique.

Puis le saisissant entre les deux branches d'une longue pince courbe (la grosse extrémité dirigée en avant), on le glisse, après l'avoir vaseliné, jusque dans la cavité utérine en ayant soin de prendre pour conducteur, d'abord la face palmaire de la main gauche introduite dans le vagin, puis la face palmaire de l'index et du médius introduits dans la cavité du col.

Une fois le ballon introduit dans l'utérus, l'opérateur retire la pince puis maintient le ballon avec les doigts, tandis qu'un aide injecte dans le ballon l'eau qui y était primitivement contenue et qu'on avait réservée.

Le ballon complètement gonflé reste fixé dans l'utérus ; on fait alors une ligature sur le tube du ballon et l'opérateur retire la main.

La malade est réveillée et la marche ultérieure de l'accouchement abandonnée à la nature.

Les douleurs du travail se montrent 30 minutes après l'introduction du ballon dilatateur.

A 3 h. 1/2, la dilatation atteint la largeur d'une pièce de 5 francs ; la petite extrémité du ballon fait fortement saillie à travers l'orifice interne du col ; le plan de l'orifice du col est très incliné sur l'axe du ballon, de telle sorte que la partie antérieure de ce dernier est plus sortie que la postérieure.

A 4 h. 1/2, dilatation presque complète.

A 5 h. 20, le ballon est expulsé hors de la cavité utérine, on le fait sortir sans le dégonfler à travers les organes génitaux externes.

A 5 h. 25, le toucher fait reconnaître que l'orifice utérin est complètement dilaté, les bords sont effacés, la poche des eaux bombe fortement pendant les contractions, on la rompt alors, puis introduisant la main droite, soigneusement graissée de vaseline au sublimé, jusque dans l'utérus, M. Lefebvre va à la recherche des pieds et ramène le pied gauche jusqu'en dehors de la vulve ; le talon est dirigé en arrière et en haut, le bord interne dirigé à gauche et en avant.

Les battements du cœur sont bons.

A 6 h. 15, profitant des contractions utérines qui sont plus fréquentes et des efforts de la femme qui pousse fortement ; M. Champetier, à la suite de tractions opérées sur le membre inférieur gauche, amène à la vulve d'abord la jambe, puis la cuisse. Le membre inférieur droit reste fléchi le long du tronc.

On le dégage, on pratique ensuite des tractions sur le tronc saisi à pleines mains, pendant qu'un aide, placé derrière la femme, fléchit la tête fœtale, en même temps qu'il la repousse en arrière et en bas pour lui faire franchir le point rétréci. La tête franchit le détroit supérieur.

Tournant alors le tronc de telle sorte que l'épaule droite soit postérieure, le dos regardant la face interne de la cuisse de la mère, on dégage le bras et l'épaule droite.

On dégage de la même façon le bras et l'épaule gauche, après les avoir rendus postérieurs.

Tournant alors le tronc de l'enfant de telle sorte que l'occiput réponde à la symphyse pubienne, on introduit deux doigts de la main droite dans la bouche de l'enfant dont on abaisse le maxillaire inférieur.

Puis défléchissant le tronc de telle sorte que le dos de l'enfant réponde au ventre de la mère, on ménage à l'air un libre accès jusqu'à la bouche de l'enfant qui fait des efforts inspiratoires, et dont le cordon ne bat plus.

Enfin survient une contraction utérine plus forte et on dégage la tête.

On fait immédiatement la ligature du cordon, et on pratique, à cause de la mort apparente de l'enfant, l'insufflation bouche à bouche, les bruits du cœur restent bons. Au bout de dix minutes, l'enfant faisait des inspirations spontanées spasmodiques.

On lui fait alors des frictions avec de l'alcool additionné d'eau, et on le plonge dans un bain sinapisé. Les inspirations spontanées persistent et l'enfant fait entendre des cris qu'accompagnent des ronchus dûs aux mucosités introduites dans les voies respiratoires.

Peu après les cris sont plus énergiques.

C'est un garçon du poids de 2,800 gr. Longueur 41 cent.

Diamètres de la tête :		O.F.	11
—	—	O.M.	12
—	—	B.P.	9
—	—	B.T.	8
—	—	S.O.B.	9

La délivrance, faite à sept heures, est précédée et suivie d'injections antiseptiques, la dernière portée jusque dans l'utérus.

Pendant la sortie de la tête, il s'est fait, au niveau de la partie postérieure du vagin et de la partie correspondante du périnée, une déchirure sur laquelle on applique immédiatement cinq sutures au catgut. Deux fils suffisent pour la plaie vaginale, trois sont placés sur la plaie cutanée.

On peut dire, malgré une défaillance suivie d'une courte syncope, que la malade, ranimée par une injection d'éther, a eu des suites de couches normales. En effet, au bout du quinzième jour, elle quittait le service avec son enfant en bonne santé.

Observation IV

Observation recueillie par M. Mantel, interne des hôpitaux.

Secondipare. — Rétrécissement du bassin 11 *cent.* 1/2. *Ballon excitateur Tarnier, puis ballon de M. Champetier de Ribes. — Accouchement spontané.*

La nommée Armandine B..., femme C..., âgée de 27 ans, couturière, entre le 29 avril 1888 à la Maternité de Lariboisière, salle Mauriceau, n° 1.

La mère a eu 14 enfants dont deux grossesses doubles; une sœur a eu une grossesse normale terminée par un accouchement normal.

La malade est une jumelle; elle a été nourrie au biberon et a marché à l'âge de 2 ans.

Maladies de l'enfance. Scrofulose légère. Incontinence nocturne d'urine qui a persisté jusqu'à l'âge de 18 ans.

Réglée à 13 ans, elle a continué à l'être irrégulièrement 2-3 jours chaque fois.

A 19 ans, attaque de rhumatisme articulaire aigu.

Mariée à 25 ans.

1re grossesse, normale, terminée par un accouchement à terme d'un enfant pesant 5 livres, vivant et actuellement bien portant.

2e grossesse (actuelle), datant de 8 mois 1/2 environ ; elle a eu ses dernières règles le 2 août 1887.

Rien de particulier à signaler pendant le cours de cette gestation sauf une céphalalgie persistante marquée surtout la nuit, sans qu'on retrouve chez elle de traces de syphilis.

Elle vient consulter il y a un mois, et on constate qu'on a affaire à une secondipare à 7 mois 1/2 ; présentation du sommet en O.I.D.T : la tête paraissant repoussée d'arrière en avant par l'angle sacro-vertébral. Diamètre promonto-sous-pubien, 11 centim. 1/2 ; placenta à droite.

On lui recommande de revenir à la fin d'avril, et à son entrée on constate que l'utérus est développé comme à 8 mois 1/2. On trouve au palper la tête au-dessus de l'aire du détroit supérieur tendant à glisser dans la fosse iliaque gauche ; le dos est en avant ; le siège en haut et à gauche.

Au toucher on croit trouver dans le cul-de-sac droit une masse qui doit être le placenta et qui repousse la tête à gauche.

Le bassin est rétréci sans qu'on retrouve de traces bien nettes de rachitisme ; les dents, les côtes, les tibias sont normaux. Sommet très mobile en O.I.D.T. La tête est volumineuse, et après avoir pratiqué le palper mensurateur, M. Pinard, pensant qu'elle aura de la peine à passer si on attend le terme de la grossesse, se décide à provoquer l'accouchement. Le lundi 30 avril, à 11 heures du matin, on introduit un ballon excitateur Tarnier de 15 cent. de circonférence et de 9 cent. 1/2 de long.

Apparition des premières douleurs à 1 heure du soir : à 10 heures dilatation comme 2 fr. Le ballon appuie sur l'orifice et les douleurs continuent jusqu'à 2 heures du matin. A ce moment le ballon est expulsé dans le vagin ; les douleurs disparaissent et le col se reforme. Même état le mardi.

Mercredi matin, 2 avril, M. Champetier de Ribes introduit sans difficulté aucune et sans douleurs pour la femme un ballon dilatateur de 25 cent. de circonférence et de 12 cent. de hauteur qu'il place à gauche à l'endroit même où l'on avait introduit l'excitateur de M. Tarnier. Les douleurs apparaissent au commencement de l'après-midi, deviennent de plus en plus fréquentes et énergiques et se reproduisent toutes les 5 minutes à 3 heures de l'après-midi. A 5 heures : la dilatation est presque complète. A ce moment on touche la femme et on trouve que le grand axe du ballon prolongé passerait par l'articulation sacro-coccygienne ; il semble que la partie antérieure, la seule facilement accessible, soit la plus étendue.

A 6 heures, le ballon est expulsé dans le vagin et 1/4 d'heure après à l'extérieur.

Les bruits du cœur fœtal sont réguliers, bons. A ce moment la dilatation est comme une paume de main ; la poche des eaux bombe dans le vagin ; les bords de l'orifice utérin sont élastiques, la tête a tendance à s'engager ; on ne sent rien sous la présentation, et on n'arrive nulle part sur les cotylédons placentaires.

La dilatation est complète à 8 heures du soir ; on rompt les membranes, pas de procidence du cordon, et l'accouchement après un travail de 7 heures se termine spontanément à 8 h. 1/4.

Enfant du sexe masculin pesant 2720 gr., long de 48 cent.

Diamètres :	O.I.	11.2
—	O.M.	12.5
—	B.P	8.5
—	B.F	7.5
—	S.O.B.	8.7

Délivrance naturelle 1/2 heure après. Le placenta normal a présenté sa face fœtale : le cordon formait un circulaire lâche autour du cou du fœtus. On retrouve sur les membranes, dont la rupture siège à 9/32, la trace de l'introduction du ballon ; liquide amniotique normal. Suites de couches normales.

Observation V

Observation recueillie par M. Mantel, interne des hôpitaux.

Secondipare de 8 mois. — Bassin oblique ovalaire de Nægelé. — Sommet en O.I.D. T. — Version par manœuvres externes par laquelle on ramène un siège en S.I.G.— Ceinture eutocique. — Accouchemeut provoqué. — Introduction du ballon dilatateur de M. Champetier de Ribes. — Expulsion du ballon à la dilatation complète 6 heures après. — Rupture artificielle des membranes et extraction du siège, par M. Pinard. *Enfant vivant.*

La nommée T..., âgée de 27 ans, couturière, entre le 28 mai 1887 à la Maternité de Lariboisière, salle Mauriceau, n° 11. Rien de particulier à signaler dans les antécédents héréditaires de la parturiente au point de vue de la santé générale.

Le père ainsi que deux frères et deux sœurs sont bien portants. Néanmoins la mère qui paraît ordinairement d'une bonne santé a toujours eu des accouchements accidentés; à chacun d'eux elle a été atteinte d'hémorrhagies toujours sérieuses, et à la suite de l'un d'eux elle a présenté des accès de manie puerpérale.

L'une des deux sœurs a accouché il y a peu de temps spontanément d'un assez gros enfant qui a vécu six semaines; une autre sœur fut moins heureuse et mourut en couches en province; elle était restée deux ou trois jours en travail lorsqu'il survint une hémorrhagie formidable qui enleva la parturiente au moment même ou le médecin extrayait avec le forceps un enfant mort-né.

Née à terme, nourrie au sein, la femme T... a marché à 18 mois; à cette époque elle paraît avoir été atteinte de paralysie infantile pour laquelle elle resta couchée jusqu'à l'âge de 28 mois. Son enfance a continué a être débile jusqu'à l'âge de 14 ans.

Réglée pour la première fois à cette époque, elle a continué à l'être régulièrement 5-6 jours chaque fois; en même temps sa santé s'améliora notablement et continua à être bonne.

Elle devint enceinte pour la première fois au commencement du mois d'août 1886; sa grossesse fut exempte d'accidents et elle alla faire ses couches à l'hôpital Cochin. Les douleurs commencèrent le 1er mai 1887 à 7 heures du matin et durèrent jusqu'à deux heures du matin le lendemain. A ce moment on lui donna du chloroforme et on termina l'accouchement par une basiotripsie au cours de laquelle il y eut une déchirure complète du périnée. Elle séjourna à l'hôpital pendand un long mois, et en sortit en bon état tout en conservant sa lésion périnéale.

On lui recommanda d'avoir soin de consulter un médecin au 6e mois de sa prochaine grossesse.

Elle redevint enceinte pour la 2e fois vers la fin de septembre 1887 ; sa grossesse fut normale, sans accident d'aucune sorte. Un peu à cause de cette santé parfaite, beaucoup à cause de la crainte que lui inspirait un examen médical, la femme T... attendit jusqu'au 8e mois, puis se décida à venir consulter M. Pinard le 28 mai 1888.

L'examen pratiqué par les élèves du service donna les résultats suivants :

Utérus assez développé, plus peut être qu'il n'aurait dû l'être à 8 mois, tête mobile au-dessus du détroit supérieur, occiput à droite, front à gauche, dos à droite ; le siège et les petites extrémités occupent le fond de l'utérus ; le maximum des bruits du cœur fœtal s'entend à droite près de l'ombilic. Promontoire accessible. M. Pinard en examinant à son tour la femme T... pour contrôler le diagnostic remarque immédiatement qu'il existe une différence notable entre les deux os iliaques : celui de droite lui paraît moins développé que celui de gauche ; en outre en déprimant la tête, et en l'appuyant sur l'angle sacro-vertébral, il constate que le rétrécissement ne siège pas au niveau du diamètre antéro-postérieur et pense immédiatement à l'existence d'un bassin oblique ovalaire de Nægelé ; il pratique aussitôt le toucher digital, constate la destruction complète du périnée (suite de l'opération pratiquée à l'hôpital Cochin), affirme de nouveau son diagnostic, à savoir qu'on se trouve en présence d'un bassin de Nægele type, et remet au lendemain l'exploration manuelle.

Le 30 mai à 10 heures du matin on donne du chloroforme à la femme T... et M. Pinard, après avoir introduit successivement les deux mains dans les parties génitales, constate ce qui suit :

La symphyse pubienne n'occupe pas le plan médian ; l'épine sciatique est immédiatement accessible, c'est sur elle qu'on tombe d'abord et non sur l'angle sacro-vertébral. Celui-ci reporté à droite regarde directement à droite. Toute la partie droite du sacrum semble avoir disparu, et la face antérieure de cet os regarde à droite. On peut à peine introduire un doigt entre le sacrum et l'os iliaque du côté droit; la symphyse sacro-iliaque droite n'existe pas ; la partie du squelette représentant la symphyse sacro-iliaque absente est beaucoup moins étendue qu'à gauche, remonte moins haut et descend moins bas que de l'autre côté; la ligne innominée du côté droit est presque entièrement droite.

Du côté gauche du bassin il existe une courbure prononcée de la partie postérieure du squelette ; le diamètre oblique gauche est notablement plus grand que le diamètre oblique droit.

En présence de cette situation M. Pinard se décide à provoquer l'accouchement. Le 31 mai à 10 h. 1/2 du matin on donne du chloroforme à la parturiente placée dans le décubitus obstétrical ; et ne voulant pas laisser l'occiput du fœtus en rapport avec la partie étroite du bassin, M. Pinard transforme facilement la présentation du sommet O.I.D.T. en présentation du siège en S.I.G. qu'on fixe au moyen de la ceinture eutocique. M. Champetier de Ribes introduit alors dans l'utérus facilement et sans rompre les membranes son ballon dilatateur grand modèle. Le ballon est placé à gauche, on le remplit de liquide ; et on replace la femme dans son lit. Le travail débute presque aussitôt; à partir de midi la femme crie constamment et se plaint surtout de douleurs lombaires très pénibles. Vers 2 h. 1/2 les douleurs semblent se régulariser; on examine la parturiente à ce moment et on trouve que dans l'intervalle des contractions le ballon, situé au-dessus du détroit supérieur, n'appuie qu'imparfaitement sur l'orifice qui paraît dilatable dans une certaine mesure ; pendant la contraction le ballon appuie mieux et la dilatation est à ce moment intermédiaire à 2 et 5 francs.

A 4 h. 1/2 il semble que la femme pousse, le ballon s'engage, presse sur l'orifice : dilatation comme 5 francs.

Il s'écoule à ce moment une très minime quantité de liquide et on se demande si la poche n'est pas rompue.

L'état général est satisfaisant, la température est à 37° ; le pouls régulier est à 80, l'agitation qu'on avait remarquée au début du travail s'est calmée peu à peu.

A 5 h. on retire la ceinture pour ausculter le cœur du fœtus ; on trouve le maximum à droite et on constate que le siège primitivement en S.I.G. est maintenant en S.I.D., les battements sont normaux. La dilatation est alors comme une petite paume de main.

L'axe du ballon dessine parfaitement l'axe du détroit supérieur, et son extrémité vient presser sur le rectum et détermine un peu de ténesme.

A 5 h. 1/2 le ballon est expulsé spontanément des voies génitales ; on remarque qu'il est un peu dégonflé ; il s'est formé un petit pertuis qui a laissé échapper une petite quantité du contenu (origine de l'écoulemeut qu'on avait cru être celui du liquide amniotique) ; néanmoins il mesure encore 27 cent. de circonférence et 12 centim. de hauteur.

La dilatation est complète, les membranes sont intactes ; on sent très haut une partie fœtale mobile arrondie qui paraît être la fesse droite. MM. Pinard et Champetier de Ribes viennent à 7 h. 1/2 : les choses sont dans le même état, les membranes sont toujours intactes, les bruits du cœur fœtal sont normaux. M. Pinard introduit la main gauche dans les voies génitales, trouve les membranes si résistantes qu'il est obligé d'employer le perce-membranes. Au moment de la rupture il s'écoule une notable quantité de liquide amniotique, la main pénètre dans l'utérus, reconnaît la fesse droite, fait évoluer le siège et va accrocher l'aine gauche, ce qui ramène le dos à gauche. Il saisit rapidement et volontairement un pied, le gauche, l'amène dans le vagin puis à la vulve. Des tractions soutenues et énergiques dans l'axe du bassin font apparaître le siège qui se dégage, puis le membre inférieur droit qu'on ramène à côté de l'autre.

Bientôt le tronc est expulsé, on dégage aisément le bras antérieur puis le postérieur.

A ce moment la tête s'oriente d'elle-même de façon à ce que l'occiput soit en arrière et à droite, le pariétal droit en rapport avec la ligne innominée droite, le pariétal gauche dans la partie gauche du bassin ; le front regarde en avant et à gauche. De fortes tractions et une expression énergique à travers la paroi abdominale font franchir à la tête le détroit supérieur.

M. Pinard va à la recherche de la bouche qu'il trouve derrière la symphyse pubienne, et extrait à 7 h. 45 un enfant qui naît étonné, mais qui ne tarde pas, sous l'influence de quelques frictions, à se ranimer d'abord et à crier vigoureusement.

C'est un garçon pesant 3220 gr. ; long de 48 centim.

Diamètres : O.F 10
— O.M. 12
— B.P. 9
— B.T. 8 1/2
— S.O.B. 9 1/2

Aussitôt après l'expulsion, hémorrhagie assez abondante pour faire craindre une syncope, mais qui cède à des injections vaginales chaudes.

Délivrance naturelle 1 h. après, le placenta normal a présenté un bord, le cordon est normal; les membranes complètes ont été déchirées à 13/24.

Après la délivrance, nouvelle perte de sang peu abondante; l'utérus se rétracte mal, mais bientôt, sous l'influence d'une injection intra-utérine chaude, de grogs et de 2 piqûres d'éther, l'état syncopal disparaît.

1er juin : la parturiente a passé une nuit assez calme : le pouls est bon, la température est à 37°,2.

L'enfant présente une déformation spéciale de la tête qui indique bien comment s'est opérée la réduction, qui a permis le passage dans ce bassin oblique ovalaire.

L'occiput est allongé, aminci; tout le pariétal droit est aplati, le gauche au contraire paraît d'autant plus convexe qu'il présente un céphalématome.

Le soir, température 37°,2, pouls normal.

La mère et l'enfant ont quitté l'hôpital en parfait état. Cette observation sera publiée plus en détail par M. le Dr Pinard.

Observation VI

Observation recueillie par M. Mantel, interne des hôpitaux.

Rétrécissement du bassin. — 10 centim. sans déduction. — Accouchement provoqué par le ballon dilatateur de M. Champetier de Ribes. — Présentation de l'épaule droite en A.I.G. — Rupture spontanée des membranes avant l'expulsion du ballon. — Version céphalique par manœuvres mixtes. — Accouchement spontané d'un enfant vivant.

La nommée Hélène R..., femme Bi..., âgée de 35 ans, lingère, entre le 12 juin 1888, à la Maternité de Lariboisière, salle Mauriceau

On ne trouve rien de particulier à signaler dans les antécédents héréditaires. Née à terme, nourrie au sein; ne sait pas à quel âge elle a marché. Outre quelques maladies de l'enfance, elle a eu des fièvres intermittentes.

Réglée à 13 ans pour la 1re fois, elle l'est régulièrement chaque mois pendant 3 à 4 jours.

Bonne santé habituelle, sauf une fièvre typhoïde en 1880.

Mariée à 27 ans.

1re grossesse avant son mariage, terminée en 1879, par un accouchement à terme qui paraît avoir été laborieux.

La femme raconte qu'elle a été chloroformisée, mais ne peut préciser ni la nature de la présentation, ni celle de l'opération : l'enfant mourut pendant le travail.

2e grossesse terminée le 8 juin 1882 par un accouchement à terme. L'enfant se présentait par le siège : il naquit vivant et mourut d'une méningite à l'âge de 2 ans.

3e grossesse terminée le 13 avril 1884 par un accouchement spontané et à terme; l'enfant mourut de bronchopneumonie suite de rougeole à l'âge de 3 ans 1/2.

4e grossesse terminée en 1886, à Lariboisière, par un accouchement laborieux : présentation de l'épaule avec procidence d'un bras. On fit la version et on amena un enfant qui mourut de la rougeole à l'âge de 7 mois.

5e grossesse (actuelle) : les dernières règles datent de la fin d'octobre 1887.

Aucun incident sérieux à relever pendant le cours de cette grossesse. Elle vient consulter comme on le lui avait recommandé lors de son dernier accouchement.

A l'examen on constate que l'abdomen est développé comme à 8 mois : la tête est dans la fosse iliaque droite, le dos en avant, le siège et les petites extrémités dans la corne gauche.

L'enfant est vivant et bien portant.

Au toucher, pas de phénomènes de travail du côté du col ; on note un état spécial du col et du segment inférieur qui paraissent durs, bridés, cicatriciels. Le diamètre promonto-sous-pubien mesure 10 centim. M. Pinard fait immédiatement la version par manœuvres externes et pratique le palper mensurateur.

Persuadé qu'on ne peut pas laisser la femme aller à terme, M. Pinard se décide à provoquer l'accouchement. Le 14 juin à

10 heures du matin on donne du chloroforme à la parturiente et M. Champetier de Ribes introduit son ballon dilatateur ; à ce moment il s'écoule une certaine quantité de sang qui fait penser à une insertion du placenta sur le segment inférieur, les membranes n'ont pas été rompues ; le ballon haut de 12 cent. et présentant une circonférence de 25 cent. est tout entier dans l'utérus ; la présentation longitudinale ne s'est pas maintenue, et la tête est placée sur la fosse iliaque.

Vingt-quatre heures se passent sans que la femme ait une seule douleur : le fœtus qui a évolué de nouveau reste bien portant.

La femme éprouve quelques petites douleurs sans caractères au commencement de l'après-midi du 15.

A 6 heures du soir, M. Champetier de Ribes vient voir la malade, et, trouvant que les choses n'ont pas bougé d'une ligne depuis l'introduction du ballon, pense que le ballon est trop volumineux et se décide à retirer environ 30 gramme du liquide contenu.

Cette manœuvre a un plein succès ; immédiatement les douleurs commencent fortes, énergiques, régulières, et à 9 heures du soir le ballon est expulsé dans le vagin. Les membranes se rompent spontanément, et le liquide s'échappe entre le ballon et les parois du vagin.

A ce moment l'interne du service extrait rapidement le ballon du vagin, introduit la main espérant pouvoir aller chercher un pied ; mais la dilatation ne paraît pas suffisante, les bords semblent particulièrement durs et peu élastiques. Il trouve le coude dans l'orifice, reconnaît l'épaule et arrive sur le gril intercostal. A l'aide de la main droite introduite dans les voies génitales, il rétropulse d'abord le coude procident, tandis que de l'autre il ramène la tête au-dessus de l'aire du détroit supérieur.

Le fœtus ne paraît pas avoir souffert de cette manœuvre, les bruits du cœur sont normaux.

La femme perd un peu de sang, et paraît assez fatiguée. T. 38°.

Les douleurs diminuent de fréquence et d'intensité, la nuit est assez calme.

Le 16 au matin à l'examen on constate que la tête s'est maintenue au-dessus de l'aire du détroit supérieur ; néanmoins elle est encore très élevée et mobile. Une bosse séro-sanguine commence à s'accuser.

Les bruits du cœur fœtal sont bons. Il existe une accumulation notable de matières fécales dans le rectum, un grand lavement les fait disparaître et il semble que la tête s'abaisse.

Néanmoins, M. Pinard pratique le palper mensurateur et croit que c'est à l'existence du placenta en bas et en arrière qu'il faut attribuer la difficulté de l'engagement de la tête.

A ce moment la dilatation est grande comme une pièce de 5 fr., les bords sont épais, œdématiés.

A 5 h. la malade commence à avoir des douleurs lombaires accentuées.

T. 38°,2. Bruits du cœur normaux.

A 7 h. les douleurs continuent bien régulières, fréquentes et énergiques, la dilatation devient grande comme une paume de main, la tête s'amorce.

On donne un grand bain d'une 1/2 heure. Les contractions deviennent de plus en plus énergiques. La femme pousse et lorsqu'on l'examine après l'avoir relevée du bain on trouve la dilatation complète et la tête dans l'excavation. A 9 h. 1/2 la rotation est faite, et à 10 h. la parturiente expulse spontanément après 28 heures de travail un enfant vivant du sexe féminin pesant 2380, long de 47 cent. et présentant les diamètres suivants :

O.F.	10.2
O.M.	12
B.P.	8
B.T.	7
S.O.B.	8.5

Délivrance naturelle 1 heure après; le placenta normal a présenté un bord; les membranes complètes ont été déchirées à 0/23; le liquide amniotique était très abondant.

Suites de couches normales.

Observation VII

Observation recueillie par M. Mantel, interne des hôpitaux.

IX pare. — Rétrécissement du bassin 9,6 sans déduction. — Ballon de M. Champetier de Ribes. — Procidence du cordon et d'un bras. — Rétropulsion. — Rupture artificielle des membranes. — Accouchement spontané.

La nommée C..., femme H..., âgée de 36 ans, ménagère, entre le 8 juin 1888 à la Maternité de Lariboisière, salle Mauriceau, nº 12.

Rien de particulier dans les antécédents héréditaires.

Née à terme, nourrie au biberon, a marché très tard, vers l'âge de 4 ans.

Cette femme a eu une enfance très maladive, elle avait un abdomen volumineux, les membres déformés, les articulations grosses; en somme elle paraît avoir été fortement touchée par le rachitisme, jusqu'à l'âge de 7 ou 8 ans.

Réglée pour la 1re fois à 13 ans, elle a continué à l'être régulièrement 3-4 jours chaque fois; les règles ont toujours été un peu douloureuses, mais la santé générale est restée bonne depuis lors. Mariée à 22 ans. Huit grossesses antérieures, dont 5, les 1re, 3e, 4e, 5e et 6e, ont été terminées par des accouchements spontanés, à terme et par le sommet.

La 2e grossesse a été terminée en 1877, par une version pelvienne pour une présentation de l'épaule. La 7e et la 8e ont été terminées par des applications de forceps sur des fœtus à terme.

Des 8 enfants : deux sont morts pendant le travail, le 2e et le 7e, les autres sont morts, les uns de méningite, les autres d'entérite tuberculeuse.

Ils étaient tous les huit d'un 1er mari, mort lui-même de méningite tuberculeuse.

9e grossesse (actuelle), 8 mois 1/2 environ. Les dernières règles datent du 28 septembre 1887 : aucun incident notable à signaler pendant le cours de cette grossesse. La femme se souvenant du conseil qu'on lui avait donné de revenir avant terme, lors de son dernier accouchement, vient à la consultation le 8 juin. A l'examen on constate :

Ventre très développé pour le terme de la gestation; il s'agit là d'un gros œuf.

Tête volumineuse sans présentation fixe avec tendance à glisser dans la fosse iliaque droite.

L'occiput est à droite ; le dos regarde à droite, le siège et les petites extrémités occupent le fond de l'utérus.

En appliquant la tête sur l'angle on constate qu'elle déborde notablement le pubis.

A l'auscultation : maximum à droite.

Au toucher on atteint facilement le promontoire; le diamètre promonto-sous-pubien mesure 9 cent. 6. On parcourt aisément toute la face du sacrum.

Santé générale satisfaisante. Le 15 juin M. Pinard se décide à provoquer l'accouchement. A 10 heures du matin, on donne du chloroforme à la malade, et M. Champetier de Ribes introduit un ballon auquel il donne une circonférence maxima de 25 cent.; les membranes n'ont pas été rompues, mais il s'est écoulé un peu de sang. Les douleurs débutent presque aussitôt.

A 2 heures, temp., 37°, pouls normal, contractions régulières toutes les 10 minutes. Dans l'intervalle des contractions le col possède encore une certaine longueur ; pendant les contractions orifice dilaté comme 2 francs. Le ballon appuie sur le segment inférieur de l'utérus. A 3 heures 1/2, le ballon est expulsé dans le vagin.

A ce moment les bruits du cœur fœtal étant modifiés, on pense à une procidence du cordon, on extrait le ballon du vagin et on constate que la dilatation est à très peu près complète; il existe une poche d'eau très volumineuse, emplissant tout le vagin, et dans cette poche on sent manifestement la plus grande partie du cordon, on sent également une masse qui a tendance à s'engager sous la présentation. L'interne du service rétropulse la main d'abord, le cordon ensuite et rompt les membranes en appuyant de l'autre main sur la tête. Il s'écoule une très grande quantité de liquide amniotique ; la tête s'abaisse et s'amorce, les bruits du cœur redeviennent normaux.

L'orifice s'est un peu refermé après la rupture des membranes; la dilatation est comme 5 francs, les douleurs persistent et reviennent régulièrement.

A 6 heures. Dilatation comme 5 francs dans l'intervalle des douleurs, comme une paume de main pendant les contractions. Il existe un œdème assez notable de la lèvre postérieure du col, la tête s'engage de plus en plus : la suture sagittale est encore rapprochée de la symphyse pubienne, mais paraît l'être d'autant plus que le pariétal postérieur chevauche, davantage sur l'antérieur.

Bruits du cœur normaux. A 6 heures 40, expulsion rapide d'un enfant du sexe féminin pesant 2800 ; long de 50 cent.

Diamètre :	O.F.	11,2
—	O.M.	13
—	B.P.	8,6
—	B.T.	7
—	S.O.B.	9

Délivrance spontanée 1/2 heure après. Le placenta normal a présenté sa face fœtale ; insertion marginale du cordon, membranes complètes déchirées à 5 heures 27. Grande quantité de liquide amniotique.

L'enfant peu vigoureux est mort le 17 juin : sans qu'on ait trouvé à l'autopsie autre chose qu'un peu d'atélectasie pulmonaire.

Suites de couches normales.

Observation VIII

Observation recueillie par M. Mantel, interne des hôpitaux.

Primipare. — Bassin oblique ovalaire. — Présentation du sommet en O.I.D.T. — Ballon de M. Champetier de Ribes. — Rétrocession du travail après rupture du ballon. — Nouvelle application. — Version pelvienne. — Enfant vivant.

La nommée P..., 34 ans, couturière, entre à la Maternité de Lariboisière, salle Mauriceau, nº 9, le 21 juillet 1888.

Rien dans les antécédents héréditaires. Née à terme, nourrie au sein, a marché avant 1 an.

Ne se souvient pas d'avoir été malade dans son enfance.

Réglée à 17 ans. L'établissement de la menstruation fut difficile.

Depuis lors elle est régulièrement réglée 3 jours chaque fois.

Bonne santé habituelle.

Il y a 5 ans, elle a été atteinte d'une lésion difficile à déterminer au niveau de la partie externe de la jambe droite ; à la suite d'un choc subi à ce niveau, la jambe augmenta de volume, se tuméfia jusqu'au genou, et la femme dut garder le lit pendant 4 grands mois.

Ce ne fut que 6 mois après cet accident quelle put reprendre ses travaux, encore boita-t-elle longtemps encore, un an environ.

1re grossesse (actuelle), dernières règles le 20 octobre 1887 ; n'a jamais été malade pendant cette gestation.

Depuis quelques jours, la malade ressent en marchant de violentes douleurs abdominales qui l'amènent à la consultation de Lariboisière.

A l'examen on constate que le ventre est développé à peu près comme à terme; le palper fait percevoir au-dessus de l'aire du détroit supérieur une tumeur volumineuse, arrondie qui est la tête; cette tête est mobile, élevée, a tendance à glisser dans la fosse iliaque, et ne s'engage pas.

Au toucher : col normal; pas de début de travail; aplatissement marqué du bassin à droite; le détroit supérieur est rétréci au niveau de son diamètre transversal; le détroit inférieur l'est encore bien davantage au niveau de ce même diamètre.

On examine la femme debout, couchée sur le ventre, et on constate l'existence d'un méplat très accusé sur la fesse droite, en rapport avec la viciation pelvienne. On trouve les tibias légèrement arqués, on constate les traces du traumatisme accusé à la partie externe de la jambe droite.

Le toucher manuel confirme cet état de choses, et le 21 juillet, M. Champetier de Ribes introduit un ballon, sans rompre les membranes et sans déterminer le moindre écoulement de sang.

La femme a quelques petites douleurs lombaires au commencement de l'après-midi.

A 3 heures. Le col est complètement effacé, laisse seulement passer le tube en caoutchouc.

3 h. 1/2. Les douleurs continuent sans caractères bien nets.

A 4 h. Voyant que le col ne s'efface pas on enlève 70 gr. du liquide contenu.

4 h. 1/2. Les douleurs s'accentuent, envies de vomir. Au toucher on trouve qu'une partie du ballon s'est engagée et proémine à travers le col; dilatation presque comme 5 francs ; on réinjecte les 70 gr. de liquide retirés.

Les douleurs reviennent plus fréquentes, plus régulières et plus énergiques.

5 h. 5. Il s'écoule des voies génitales une notable quantité de liquide dont on ne peut déterminer tout d'abord l'origine, et qui est dû à une fissure produite dans le ballon au niveau d'une couture.

On extrait du vagin le ballon parfaitement vide et flasque; dilatation commme 5 francs.

Membranes intactes.

La femme est un peu souffrante. T. 38°, vomissements.

Les douleurs s'atténuent de plus en plus, disparaissent complètement au début de la nuit. Elle dort parfaitement, et le lendemain matin on constate que le col s'est reformé, et que tout travail a cessé.

Le 22 et le 23, même situation sans apparence de douleurs.

Le 24 à 11 heures. M. Champetier de Ribes introduit un 2e ballon (chloroforme).

Le fœtus est repoussé au fond de l'utérus, la tête est à droite, le siège à gauche, les bruits du cœur sont normaux.

Jusqu'à 1 h. pas de douleurs, pas de début de travail.

A 1 h. 1/2, on retire 100 gr. environ de liquide contenu dans le ballon. Les douleurs débutent aussitôt et s'accentuent rapidement.

A 2 h., elles deviennent fréquentes, énergiques, régulières.

A 2 h. 1/2, le ballon tend à descendre dans le vagin, s'engage : dilatation comme 5 fr.

A 3 h., on remet les 100 gr. de liquide, le ballon remonte dans l'utérus. Les douleurs sont de plus en plus accentuées et fréquentes.

A 3 h. 1/2, dilatation comme une paume de main.

A 4 h., la dilatation est presque complète; la presque totalité du ballon est dans le vagin : léger écoulement sanguin.

Les douleurs paraissent extrêmement violentes : elles sont très rapprochées et assez prolongées.

A 4 h. 1/2, la dilatation est complète : le ballon n'a plus bougé, il parait retenu au niveau du détroit supérieur, la femme continue à souffrir : elle se plaint de douleurs lombaires très intenses, et d'une certaine difficulté à respirer.

A 5 h. 1/2, M. Champetier examine la malade, trouve la dilatation complète, engage la malade à pousser et retire de nouveau environ 100 gr. de liquide.

Le ballon parcourt l'excavation et une partie se dégage à la vulve.

A 6 h., on remet les 100 gr. de liquide.

A 6 heures 5, la femme accouche de son ballon qui mesure 25 centim. de circonférence maxima et 13 centim. de hauteur.

Hémorrhagie légère.

Au toucher, dilatation complète, les membranes intactes bombent dans le vagin, la tête est au-dessus de l'aire du détroit supérieur, élevée, mobile.

On ne sent rien sous la présentation, les bruits du cœur sont bons.

A 6 h. 1/2. M. Pinard examine la femme ; trouvant la tête très élevée et très mobile, il se décide à pratiquer la version.

La main gauche introduite dans les voies génitales, rompt les membranes ; il s'écoule une énorme quantité de liquide amniotique, M. Pinard saisit le pied droit l'amène à la vulve, et fait évoluer le fœtus de façon à mettre l'occiput en rapport avec la partie gauche (la plus large) du bassin ; le membre inférieur gauche est ramené près du 1er ; on dégage successivement le siège et le tronc.

Le dégagement des bras est assez difficile : on dégage l'antérieur d'abord, le postérieur ensuite. M. Pinard va ensuite à la recherche de la bouche, accroche le maxillaire, et tandis que M. Champetier de Ribes presse sur la tête à droite à travers la paroi, il lui fait franchir les deux rétrécissements accusés par deux ressauts consécutifs très nets.

L'enfant, né en état de mort apparente, ne tarde pas à faire quelques inspirations spontanées, puis à crier vigoureusement ; sexe féminin, poids 2950 gr., longueur, 48 centim.

Diamètres :	O.F	11.1
—	O.M.	12.5
—	B.P	8.9
—	B.T	7.9
—	S.O.B.	9.2

Délivrance naturelle 1 h. 1/4 après.

Placenta normal, a présenté un bord, cordon normal.

Membranes complètes déchirées à 3/34. Liquide amniotique très abondant.

Suites de couches normales :

Enfant parti en nourrice en bon état le 1er août.

Observation IX

Observation recueillie par M. Mantel, interne des hôpitaux.

Secondipare. — Rétrécissement du bassin 9,7. — Ballon de M. Champetier de Ribes. — Application de forceps. — Enfant vivant.

La nommée G..., 26 ans, couturière, entre le 20 juillet 1888, à la Maternité de Lariboisière, salle Mauriceau, n° 2.

Rien à signaler dans les antécédents héréditaires.

Née à terme, nourrie au sein, a marché tard.

Scrofulose légère dans l'enfance ; pas de maladie sérieuse.

Réglée à 12 ans, menstruation facile, régulière, 3-4 jours chaque fois.

Bonne santé habituelle.

Mariée à 22 ans.

1re grossesse normale, terminée en 1886 à terme, par un accouchement spontané; l'enfant petit, venu par le sommet, a vécu 9 jours.

Suites de couches normales sauf un abcès du sein.

2e grossesse (actuelle), dernières règles du 5-8 octobre 1887, normale jusqu'à présent.

A l'entrée on constate chez cette femme un peu d'asymétrie faciale, un léger degré de strabisme externe à gauche, des fémurs et des tibias rachitiques.

L'utérus est développé à peu près comme à terme.

On trouve au palper dans la fosse iliaque droite une tumeur volumineuse, lisse, arrondie qui est la tête; le cou est juste au-dessus de l'aire du détroit supérieur, le siège et les petites extrémités sont dans la corne gauche, le dos est en avant; les bruits du cœur s'entendent au-dessous de l'ombilic à gauche à quelques centimètres de la ligne médiane.

Enfant vivant, présentation de l'épaule gauche en A.I.D. dorso-antérieure.

Au toucher, pas de début de travail; on n'atteint aucune partie fœtale, mais on arrive sur le sacrum et on constate qu'il existe un rétrécissement canaliculé du bassin : le diamètre promonto-sous-pubien, mesure 9,7.

M. Pinard ramène la tête au-dessus du détroit supérieur, pratique le palper mensurateur, et constate que la tête déborde notablement la symphyse pubienne; il se décide à provoquer l'accouchement.

Le toucher manuel confirme les détails précédents.

Le 21 juillet à 10 h. 1/2 du matin on donne du chloroforme à la femme et M. Champetier de Ribes, après avoir constaté que le cordon et la main font procidence, introduit son ballon à gauche sans rompre les membranes ni provoquer d'hémorrhagie.

La femme commence à souffrir presque tout de suite, mais c'est surtout vers midi que les douleurs deviennent énergiques.

A 2 heures : une partie du ballon est dans le vagin, la dilatation est grande comme une paume de main ; craignant que le ballon ne soit expulsé avant que la dilatation ne soit complète, on injecte 130 gr. de liquide de façon à obtenir une circonférence de 30 centim.

A 2 h. 1/2 la femme pousse et accouche de son ballon : celui-ci présente à ce moment une circonférence maxima de 33 centim. et une hauteur de 13 centim. 1/3.

Les membranes se rompent à ce moment et il s'écoule une notable quantité de liquide amniotique.

Les bruits du cœur paraissent se ralentir; ils sont à 100.

Au toucher on trouve la dilatation absolument complète. Rien n'existe sous la présentation; d'ailleurs les bruits du cœur redeviennent rapidement bons, et la tête parait vouloir s'engager : il semble qu'elle déborde un peu moins la symphyse.

A 3 h. soir, bruits du cœur normaux, l'orifice n'est plus complètement dilaté; il est revenu un peu sur lui-même, il existe deux lèvres, l'une antérieure l'autre postérieure, épaisses, œdématiées, mais dilatables.

A 3 h. douleurs assez énergiques, la tête est toujours très élevée; elle tend à se défléchir : la fontanelle antérieure est presque au centre du bassin.

A chaque contraction, il s'écoule une certaine quantité de liquide amniotique.

M. Pinard prévenu fait immédiatement une application de forceps. Il essaie d'abord inutilement de fléchir la tête qui se trouve en ce moment en O.I.G.T. très défléchie.

Introduction de la main droite et de la branche gauche qu'on place au devant de l'oreille postérieure située à 2 centim. au-dessus de la symphyse sacro-iliaque et à droite.

La 2e branche est introduite à droite, passe devant la face, et après avoir pénétré haut dans l'utérus est abaissée et va s'appliquer derrière l'oreille antérieure; l'articulation se fait aisément. Après quelques tractions la tête glisse dans les cuillers et se défléchit. Elle s'engage en face.

M. Pinard retire les branches, essaie de faire la rotation manuelle et ne pouvant y parvenir fait une 2e application sur la face : cette fois les cuillers sont appliquées suivant le diamètre perpendiculaire à l'occipito-mentonnier.

Il retire de nouveau les branches du forceps et fait une application normale, qui amène le dégagement en occipito-postérieure et il extrait un enfant qui naît étonné, mais qui ne tarde pas à crier vigoureusemant.

Sexe féminin 3,650 gr., long de 52 centim.

Diamètres :	O.F	11.3
—	O.M	12.2
—	B.P	9.3
—	B.T	8.
	S.O.B.	10.7

Délivrance naturelle 40 minutes après.

Placenta normal a présenté la face fœtale. Cordon normal, membranes complètes déchirées à 10/36; liquide amniotique en quantité normale; suites de couches normales.

Observation X

Observation recueillie par M. Mantel, interne des hôpitaux.

Primipare. — Exostose de l'aileron gauche du sacrum. — Accouchement provoqué par le ballon dilatateur de M. Champetier de Ribes. — Accouchement spontané.

La nommée D..., âgée de 21 ans, couturière, entre le 18 juillet 1888 à la Maternité de Lariboisière, salle Mauriceau, n° 11.

Rien de particulier à signaler dans les antécédents héréditaires.

Née à terme, a été nourrie au sein, ne peut préciser l'âge auquel elle a marché.

Quelques convulsions dans l'enfance; pas traces de scrofules ni de rachitisme.

Elle a été réglée à 14 ans pour la 1re fois; depuis lors elle l'est régulièrement, 5 jours chaque fois.

Pas de maladies antérieures.

Jamais de troubles du côté du petit bassin.

1re grossesse il y a 2 ans, terminée par une fausse couche au mois de janvier 1886; elle était enceinte de 4 mois; la cause de cet avortement paraît avoir été deux chutes successives à peu d'intervalle l'une de l'autre. Chaque fois la femme est tombée sur le côté droit.

2e grossesse (actuelle), dernières règles le 18 octobre 1887, pas d'autres accidents que des vomissements et une constipation des plus opiniâtres.

A l'entrée on constate que l'utérus est moyennement développé; au palper on trouve en bas une tumeur présentant tous les caractères de l'extrémité céphalique : cette tête est élevée, mobile au-dessus de l'aire du détroit supérieur.

Le dos regarde directement à droite; le siège accompagné de petites extrémités ballotte au fond de l'utérus.

Bruits du cœur à droite.

Au toucher excavation vide, pas de début de travail.

En explorant le bassin, on arrive à gauche sur une crête saillante aiguë, longue de 4 centim. environ, située au niveau de la symphyse sacro-iliaque gauche.

On donne du chloroforme à la malade et on pratique le toucher manuel : on constate que l'angle sacro-vertébral est très élevé et qu'il existe à 3 centim. environ au-dessous de cet angle et à 5 centim. de la ligne médiane une sorte de saillie cunéiforme proéminant en bas sous forme de crête aiguë tranchante, angulaire. Il s'agit d'une exostose d'origine inconnue.

Pas d'autres modifications du bassin qui est normal dans toutes les autres parties.

Quoi qu'il en soit la tête qui tend à s'engager paraît arrêtée dans sa descente par cette apophyse comme par un « taquet ».

En présence de cette situation on se décide à provoquer l'accouchement.

Le 30 juillet 1888, on endort la femme et M. Champetier de Ribes introduit un ballon qu'il remplit de liquide jusqu'à ce que celui-ci atteigne une circonférence de 28 c. 1/2.

Pas d'écoulement sanguin ; pas de déchirure des membranes au moment de l'introduction.

Jusqu'à 2 h. pas de début de travail : à ce moment la femme se plaint de quelques douleurs abdominales, vagues, sans caractères.

A 3 h., la dilatation ne s'effectuant pas, on retire 50 gr. du liquide contenu : immédiatement les douleurs s'accentuent, et deviennent caractéristiques.

A 4 h., le col est effacé et la dilatation commence à se faire ; néanmoins les douleurs sont toujours peu fréquentes : on retire 50 nouveaux grammes de liquide à 4 h. 1/2. Douleurs plus fortes, plus fréquentes, dilatation comme 1 franc. On ramène un peu de sang. Bruits du cœur fœtal normaux.

A 5 h. Dilatation entre 1 et 2 francs, le ballon appuie surtout au niveau de la partie antérieure du segment inférieur. Douleurs plus fréquentes, plus régulières.

A 5 h. 1/2, dilatation comme 2 francs, vomissement.

A 6 h., dilatation comme 5 francs. On injecte 50 gr. de liquide dans le ballon.

A 7 h., la dilatation a encore un peu augmenté : une partie du ballon est hors du col : on réintroduit 50 gr. de liquide dans le ballon.

A 8 h. 1/2, douleurs fréquentes, violentes, régulières. Bruits du cœur normaux. La dilatation est grande comme une petite paume de main ; on introduit dans le ballon 60 gr. de liquide.

A 9 h., le tube du ballon cède un peu et le liquide fuit goutte à goutte : on y place immédiatement plusieurs pinces.

A 9 h. 3/4, dilatation presque complète en arrière. On injecte une cinquantaine de gr. de liquide dans le ballon.

A 10 h., les 3/4 du ballon sont dans le vagin : une rupture se produit au niveau de l'insertion du tube, il se forme une grosse bulle qui crève et laisse échapper une certaine quantité de liquide : on y place une pince.

A 10 h. 1/4, on retire du vagin le ballon à moitié dégonflé : la tête qui a suivi le ballon est dans l'excavation, les membranes se rompent spontanément et la femme accouche aussitôt d'un enfant du sexe féminin, vivant, pesant 2050 gr.

Diamètres :	O.F.	10.9
—	O.M	11.8
—	B.P.	8.5

Diamètres : B.T. 7.3
— S.O.B 9.1

Délivrance naturelle 45 minutes après, placenta normal, cordon normal ; les membranes complètes ont été déchirées à 11/29. Liquide amniotique en quantité moyenne.

Le ballon contenait encore 305 gr. de liquide et mesurait au moment de son expulsion 23 centim. 1/2 de circonférence maxima. L'enfant placé dans la couveuse succomba le surlendemain. A l'autopsie on ne trouva rien autre chose que de l'atélectasie pulmonaire.

Suites de couches normales.

Observation XI

Observation recueillie par M. Mantel, interne des hôpitaux.

III pare, rétrécissement du bassin 8 cent. 8, sans déduction. — Ballon de M. Champetier de Ribes. — Version pelvienne. — Enfant vivant.

La nommée L..., Marie, âgée de 25 ans, couturière, entre le 3 juillet 1888 à la maternité de Lariboisière, salle Mauriceau, n° 16.

Rien dans les antécédents héréditaires ; née à terme, nourrie au sein, jusqu'à 9 mois : n'a marché qu'à l'âge de 2 ans.

Maladies de l'enfance : fièvres éruptives.

Réglée à 14 ans, la menstruation s'établit difficilement ; elle a toujours été irrégulière depuis lors ; les règles durent 2-3 jours chaque fois ; jamais de maladies graves.

1re grossesse terminée il y a 6 ans par une application de forceps à terme. Enfant vivant et bien portant ; suites de couches normales.

2e grossesse terminée à Lariboisière le 21 avril 1886, par une application de forceps (à terme).

Enfant vivant et bien portant suites de couches normales.

3e grossesse (actuelle), dernières règles le 25 novembre 1887, peu abondantes. Bronchite suspecte et vomissements pendant toute cette grossesse.

A l'examen, on constate que le ventre est moyennement développé ; au palper on trouve la tête en bas, élevée, mobile au-dessus du détroit supérieur, et en pratiquant le palper mensurateur on voit qu'elle déborde déjà la symphyse; le dos regarde à droite, le siège et les petites extrémités sont au fond de l'utérus et à gauche. Au toucher on atteint facilement le promontoire et on trouve que le diamètre promonto-sous-pubien mesure 8 cent. 8.

Le crâne natiforme, les tibias incurvés, démontrent en outre que cette femme a été fortement touchée par le rachitisme.

Le 30 juillet à 10 h. du matin la femme est chloroformisée ; et M. Champetier de Ribes introduit un ballon qu'il remplit jusqu'à ce qu'il mesure 26 cent. 1/2 de circonférence moyenne.

Les membranes restent intactes, et il ne s'écoule *pas une goutte de sang* pendant l'introduction.

Pas de début de travail jusqu'à trois heures ; à ce moment on retire 50 gr. de liquide, et le travail s'établit aussitôt.

A 4 h. la dilatation commence à se faire, et la malade ressent quelques douleurs peu nettes encore.

A 4 h. 1/2 les douleurs ont un peu augmenté de fréquence et d'intensité ; la dilatation semble se faire, bien que le ballon paraisse très flasque, elle est égale à 2 francs.

Bruits du cœur fœtal normaux.

Les douleurs deviennent fréquentes, régulières, énergiques.

A 5 heures. Dilatation entre 2 et 5 francs; le ballon semble arrêté au-dessus du rétrécissement et n'appuie pas très bien sur l'orifice : il appuie surtout au niveau de la partie antérieure du segment inférieur.

Douleurs énergiques.

A 5 heures 1/2. Dilatation, 5 francs.

Les douleurs ont un peu diminué de fréquence et d'intensité, le ballon appuie mal surtout en arrière. On retire de nouveau 50 gr. de liquide.

Le ballon semble descendre et appuyer mieux. Les douleurs reprennent leur intensité et leur fréquence.

A 6 h. 1/2. Dilatation un peu plus grande que 5 francs ; le ballon est en partie hors du col ; on remet 100 gr. de liquide dans le ballon.

A 8 h. 1/2. Dilatation égale à une paume de main.

Les douleurs reviennent régulièrement, fréquemment et violemment. Bruits du cœur normaux.

A 9 heures. On fixe la seringue sur l'ajutage; on retire environ

60 gr. de liquide ; on tire sur le ballon qui descend un peu et on remet les 60 gr. Les douleurs sont de plus en plus fréquentes et violentes.

La femme est un peu fatiguée. Pouls normal, temp. 37°.

A 9 h. 3/4. Injection de 50 grammes de liquide dans le ballon.

Dilatation comme une grande paume de main.

A 10 h. 10, le ballon est expulsé du vagin, la dilatation est complète.

La tête n'étant pas au-dessus du détroit supérieur, l'auscultation du cœur fœtal n'étant pas très rassurante, l'interne de service introduit la main dans les voies génitales, rompt les membranes et va chercher un pied ; il extrait ensuite sans la moindre difficulté un enfant vivant, du sexe féminin, pesant 2100 grammes, long de 46 cent.

Diamètres :	O.F	10,4.
—	O.M.	11,6.
—	B.P	8
—	B.T	7
—	S.O.B	9,5

Le ballon mesurait 30 cent 1/2 de grande circonférence et 12 cent. de hauteur. Il contenait 530 grammes de liquide.

Délivrance naturelle 2 h. après. Le placenta normal a présenté sa face fœtale. Insertion marginale du cordon.

Membranes complètes, déchirure à 0/38.

Liquide amniotique extrêmement abondant.

Suites de couches normales.

Observation XII

Observation recueillie par M. Lefebvre, interne des hôpitaux.

Rétrécissement du bassin. — Grossesse de huit mois et demi environ. — Accouchement prématuré provoqué au moyen du ballon excito-dilatateur.

La nommée Marie Guil..., ménagère, entrée le 31 juillet 1888, salle d'accouchements, lit n° 17, service de M. Champetier de Ribes.

La malade qui entre dans notre service est âgée de 25 ans.

Elle est de petite taille et a été réglée à 20 ans, âge auquel elle s'est mariée.

Elle est mal réglée habituellement, mais sa santé générale est bonne. Elle n'a marché qu'à l'âge de 2 ans et demi.

Elle ne tousse pas. Elle n'a pas d'affection cardiaque, son urine ne contient pas d'albumine.

Elle a eu en 1886 une première grossesse qu'elle a menée à terme et qui s'est terminée en novembre de la même année par un accouchement spontané.

Son enfant né vivant était de petite taille.

Quoiqu'elle n'ait pas eu ses règles en septembre 1887, elle croit que le début de sa grossesse ne date que du mois d'octobre de la même année.

Elle a commencé à percevoir les mouvements actifs en février 1888. Sa grossesse n'a été marquée d'aucun accident grave. Elle a éprouvé seulement des nausées et des envies de dormir, mais elle n'a pas eu de vomissements.

L'examen du squelette ne peut faire présumer le rachitisme qu'à cause d'une légère courbure des tibias et des fémurs. Pas de chapelet costal.

Les dents sont au contraire assez caractéristiques. Elles présentent un sillon transversal séparant à la mâchoire supérieur une partie jaunâtre contiguë à la gencive d'une partie plus nacrée et crénelée sur son bord libre.

La même disposition s'observe sur la mâchoire inférieure. Les seins sont de moyen volume. L'aréole est bien marquée. Examen obstétrical :

Au palper on trouve le fond de l'utérus à cinq travers de doigt au-dessus de l'ombilic.

L'enfant est très mobile. Les mouvements actifs sont fréquents et étendus.

Le sommet est en bas au niveau du détroit supérieur, mais il reste mobile et on peut le déplacer latéralement sans difficulté.

Le dos est à droite, le front à gauche, remontant à quatre travers de doigt au-dessus de la symphyse pubienne.

Le plan latéral peut être nettement limité dans l'hypochondre droit.

Les bruits du cœur s'entendent à droite. Leur maximum siége à deux travers de doigt au-dessous et à droite de l'ombilic.

Le toucher donne comme résultat un col ramolli, petit, fermé. Le segment inférieur n'est pas formé.

Le bassin est rétréci dans son diamètre antéro-postérieur. Le diamètre promonto-sous-pubien mesure 10 cent. 1/2 à 11 cent.

Le diagnostic porté est : présentation du sommet non engagé en position O.I.D.T. (grossesse de 8 mois environ). Quoique la malade accuse dans les quelques jours qui ont précédé son entrée à l'hôpital une légère perte sanguine qui dura trois jours et que la malade évalue à un verre, on ne trouve aucun épaississement du côté du segment inférieur.

Le 14 août la tête tendant à se porter dans la fosse iliaque droite, l'enfant paraissant volumineux, on décide de provoquer l'accouchement trois jours après.

Le 17. L'enfant a changé de position. Le sommet n'est plus en O.I.D. mais en O.I.G.T. Il n'y a toujours pas de segment inférieur. Le col ne permet que l'introduction de l'index. La mensuration approximative de la tête permet de constater qu'elle est à peu près au même niveau que la face antérieure du pubis.

La malade est chloroformée ; on a décidé au préalable de faire venir l'enfant par le siège. Une fois que la patiente est endormie on fait la version podalique par manœuvres externes et on ramène facilement le siège en bas.

La position de l'enfant est alors la suivante S.I.D.T.

Suivant la méthode suivie jusqu'ici un ballon vide est introduit sur une longue pince courbe conduite par deux doigts qui ont été dilater le col.

L'introduction de ces deux doigts et la dilatation préalable présente un peu plus de difficultés que d'ordinaire.

Cependant le ballon vide est introduit aseptique, sans que les manœuvres d'introduction aient demandé plus de cinq minutes.

Pendant l'introduction du ballon un filet de liquide citrin s'écoule du vagin.

La poche des eaux a été rompue.

Cet incident qu'on a jusqu'ici cherché à éviter n'a dans aucun cas où il s'est produit porté préjudice à l'action du ballon ni à la santé de la mère ou de l'enfant.

On pousse alors dans la cavité du ballon deux seringues 1/2 de liquide antiseptique, ce qui doit donner une dilatation de 23 c. 1/2. Il est alors 11 h. matin. La femme est réveillée à 11 h. 1/4.

A deux heures de l'après-midi les douleurs ont déjà apparu. Elles sont sourdes. La patiente les localise à la région lombaire. Mais il n'y a pas de dilatation du col, celui-ci ne semble pas effacé. On pousse alors 3/4 de seringue de liquide dans la cavité du ballon, ce qui doit donner, si celui-ci est expulsé, une dilatation de 29 centim.

Les battements du cœur sont bons.

Les douleurs surviennent de plus en plus vives jusqu'à 4 heures de l'après-midi, mais la dilatation n'est pas plus considérable qu'avant la 2e injection de liquide. Le ballon ne s'engage pas profondément. On retire la quantité de liquide injectée la 2e fois. Le ballon est donc revenu à son volume du début de l'opération, soit circonférence de 23 centim. 1/2.

Les douleurs continuent et à cinq heures le ballon est dans le vagin. Il est de nouveau gonflé pour obtenir une ampliation des parties génitales externes. Le siège par le palper est toujours au niveau du détroit supérieur.

Le ballon devait être gonflé avant son issue complète du col, mais entre deux examens il a été expulsé de l'utérus complètement, alors qu'il semblait que plusieurs contractions devaient être nécessaires.

Le siège s'engage de plus en plus. On s'en aperçoit à la saillie de plus en plus considérable du ballon à la vulve. Sa sortie est aidée au moyen de légères tractions.

Quand on touche la malade aussitôt après, le siège est toujours en S.I.D.A. Un seul pied est accessible. Il est abaissé par les deux doigts qui pratiquent le toucher et la femme est laissée en l'état jusqu'à son accouchement.

Celui-ci se fait spontanément à 8 heures 1/2 du soir; le travail a donc duré 6 heures 1/2. Après la sortie du ballon des parties génitales les douleurs ont été moins vives, mais elles sont efficaces.

Le pied droit est amené à la vulve le premier par les contractions seules de l'utérus.

Le membre inférieur gauche est replié dans toute sa longueur sur le plan antérieur du fœtus.

On laisse la femme pousser sans exercer de traction, jusqu'à la sortie des hanches. On défléchit alors le membre inférieur gauche. On fait une anse au cordon et on recherche la position des deux membres supérieurs. Ceux-ci sont relevés de chaque côté de la tête.

L'enfant fait des mouvements d'inspiration prématurés. Les deux bras sont facilement défléchis avant toute traction et on pratique la manœuvre de Mauriceau.

Craignant un obstacle du côté du bassin un aide avait été chargé de fléchir la tête par manœuvres externes (manœuvre de M. Champetier de Ribes). Il suffit de fléchir la tête au moyen des deux doigts introduits dans la bouche et d'une pression peu énergique pour que la tête soit comme énucléée de l'utérus et du vagin.

Il n'y a pas de déchirure du périnée.

L'enfant respire aussitôt et crie quelques minutes après sa naissance.

Il pèse 2960 gr. et sa longuer est de 47 centim. Les diamètres de la tête sont ceux d'un enfant à terme. Circonf. : Sous-occ.-breg. 31. Sous-occip.-front. 32 1/2. Sous-occ.-nas. 32.

La délivrance s'effectue naturellement.

Le placenta pèse 450 gr. Le cordon est très grêle.

Les membranes sont complètes.

Le liquide amniotique était peu abondant.

Les suites de couches apyrétiques ont été absolument normales et la femme le 9e jour demande à quitter l'hôpital avec son enfant bien portant.

Observation XIII

Observation recueillie par M. Mantel, interne des hôpitaux.

III pare. — Rétrécissement du bassin. — Accouchement provoqué à l'aide du ballon de M. Champetier de Ribes. — Application de forceps au détroit supérieur faite par M. Pinard.

La nommée P..., 34 ans, ménagère, entre le 2 octobre 1888, à la Maternité de Lariboisière, salle Mauriceau, n° 2.

Cette femme de bonne constitution, sans traces de rachitisme, n'offre rien de particulier à signaler dans ses antécédents héréditaires et pathologiques. Elle est régulièrement réglée 3 jours chaque fois.

Son histoire obstétricale est assez accidentée. Elle a accouché pour la 1re fois à l'âge de 31 ans, le 11 mars 1885, à Lariboisière dans le service de M. Pinard; le fœtus se présentait par le sommet en O.I.D.T., et après 73 heures de travail, une tentative infructueuse d'application de forceps, on dut pratiquer la basiotripsie et faire la délivrance artificielle.

La 2e grossesse se termina l'année dernière à la clinique par un accouchement prématuré à 7 mois 1/2. On dut faire la version pour une présentation du sommet avec procidence d'un bras et du cordon. L'enfant mourut pendant le travail.

3e grossesse (actuelle), les dernières règles datent du 25 février ; elles ont été moins abondantes que d'ordinaire.

Rien à signaler pendant le cours de cette grossesse, si ce n'est des douleurs abdominales qui paraissent avoir été plus intenses et plus prolongées qu'aux grossesses précédentes.

A l'examen on constate que le ventre est assez volumineux et qu'il existe une présentation du siège ; au toucher pas de début de travail. On atteint facilement le promontoire, et on trouve que le diamètre promonto-sous-pubien mesure 9,3 sans déduction : le bassin paraît d'ailleurs rétréci dans tous ses diamètres, aussi bien au détroit inférieur qu'au détroit supérieur. Enfant vivant.

Le lendemain M. Pinard fait la version par manœuvres externes et pratique le palper mensurateur.

Voyant que la tête passera déjà avec peine et à frottement, il se décide à provoquer l'accouchement.

Le 5 octobre à 11 h. du matin ou donne du chloroforme à la parturiente ; M. Champetier de Ribes introduit son ballon sans déterminer aucun écoulement ni d'eau ni de sang, et injecte dans l'instrument 500 gr. de liquide, ce qui répond à une circonférence de 25 centim.

Avant l'introduction du ballon, par le toucher manuel, il constate que la tête est bien en bas, mais elle siège dans la fosse iliaque droite et il existe une procidence d'une main.

Jusqu'à midi 1/2 la malade n'éprouve absolument rien ; à cette heure-là elle commence à se plaindre de quelques douleurs lombaires et abdominales sans grands caractères.

A 1 h. moins le 1/4, au toucher, on trouve le col en grande partie effacé, excepté au niveau de la lèvre postérieure qui est un peu épaisse, et dilaté comme un franc environ de façon à laisser passer le tube d'abord et 1 cent. 1/2 environ du ballon dont les parois flasques ne paraissent en aucune façon dilatées par le liquide. Le ballon n'appuie que très peu sur le segment inférieur : il est retenu dans sa plus grande partie au-dessus du rétrécissement : quelques contractions indolores, peu énergiques d'ailleurs.

Bruits du cœur normaux.

A 1 h. 10, voyant que le travail ne peut pas débuter franchement, on retire 100 gr. du liquide contenu dans le ballon et on tire un peu sur le tube; la grosse partie du ballon semble retenue encore au-dessus du rétrécissement et la partie inférieure de l'instrument n'appuie qu'imparfaitement sur l'orifice ; il s'écoule un peu de sang : la dilatation est un peu plus grande qu'une pièce de 1 franc.

A 1 h. 1/2, pas de douleurs : quelques contractions indolores ; on retire 60 gr. de liquide ; le ballon continue à appuyer assez mal : léger écoulement sanguin.

A 2 h., même état : la partie inférieure du ballon semble vide et en tous cas elle est très peu distendue, elle a peu d'action sur l'orifice ; la partie supérieure paraît un peu moins serrée par le rétrécissement. Bruits du cœur normaux. On retire 70 gr. de liquide en maintenant la seringue en contact avec l'ajutage ; le doigt sur le ballon constate qu'il a plus de tendance à s'engager à travers le col ; la malade éprouve deux douleurs un peu plus nettes. On réinjecte les 60 gr. de liquide qu'on avait enlevés à 1 h. 1/2.

A ce moment le ballon est divisé en 3 parties : une supérieure retenue au-dessus du rétrécissement, une moyenne dans l'excavation, et une inférieure très peu volumineuse dans le vagin ; le ballon appuie bien mieux.

A 2 h. 1/2, début des douleurs dont les caractères s'accusent nettement; elles sont assez énergiques, peu prolongées, mais reviennent fréquemment à intervalles réguliers, toutes les 2 minutes environ.

Dilatation un peu plus qu'un franc.

A 3 h., les douleurs ont continué, la dilatation est égale à 2 francs, le ballon appuie bien ; bruits du cœur normaux.

A 3 h. 45, les douleurs ont continué, mais semblent diminuer de fréquence. Dilatation un peu plus grande que 2 fr. ; on retire 60 gr. de liquide ; les contractions reprennent à nouveau leur énergie et leur fréquence. Léger écoulement sanguin.

A 4 h. 20, les douleurs se sont encore accentuées, elles sont énergiques, fréquentes et prolongées.

A 4 h. 45, dilatation comme 5 fr. ; on réinjecte 60 gr. de liquide. Les douleurs persistent et deviennent de plus en plus fortes. Bruits du cœur normaux. Vomissement.

A 5 h., dilatation plus grande que 5 fr. : persistance des douleurs ; on injecte 50 gr. de liquide.

A 5 h. 1/2, injection de 50 nouveaux gr., dilatation entre 5 fr. et petite paume de main.

A 6 h., injection de 50 gr. de liquide.

Les douleurs s'arrêtent pendant une heure ; la seringue étant fixée à l'ajutage on retire et on réinjecte tour à tour 50 et 100 gr. de liquide.

A 6 h. 1/2, les douleurs reprennent un peu.

A 7 h. 1/2, il se produit une fissure au ballon, et environ 60 gr. de liquide s'échappent au dehors; on met une pince sur la fissure après avoir réinjecté 50 gr. de liquide.

Les douleurs redeviennent régulières et fréquentes, la femme pousse et le ballon s'expulse lentement.

A 8 h., l'instrument est dans le vagin : la tête a suivi le ballon dans sa descente ; après l'expulsion du ballon hors des voies génitales on constate que la tête repose bien sur l'aire du détroit supérieur, on s'assure qu'il n'existe pas de procidence du cordon ni d'un membre ; on fait appuyer sur la tête et on rompt les membranes ; il s'écoule une notable quantité de liquide amniotique.

Les bruits du cœur sont normaux, la dilatation est à très peu près complète, et en tous cas l'orifice est parfaitement dilatable. La tête paraît vouloir s'engager.

A 9 1/2, M. Pinard examine la femme, trouve que la tête ne fait que reposer sur l'aire du détroit supérieur sans tendance à l'engagement, et se décide à faire une application de forceps. Il est obligé d'aller chercher la tête très haut, réussit à la saisir sans aucune aide, fait une prise parfaitement régulière et extrait facilement un enfant du sexe masculin pesant 2200 gr. long de 46 centim.

Diamètres :	O.F	10.6
—	O.M	12.4
—	B.P	8.6
—	B.T	7.6
—	S.O.B	9.
Circonférences :	S.O.F	33 1/2
—	S.O.B	30 1/2

L'enfant né étonné a été très rapidement ranimé sans insufflation; néanmoins la respiration ne s'est établie qu'à grand'peine, elle est restée diaphragmatique et la mort est survenue pendant la nuit : à l'autopsie on n'a pu trouver d'autres lésions que celles de l'atélectasie pulmonaire.

Le ballon après son expulsion mesurait 25 à 28 centim. de circonférence maxima et 12 1/2 de hauteur.

La durée totale du travail a été de 9 h. 1/2.

Délivrance naturelle, 40 minutes après l'accouchement.

Le placenta normal a présenté un bord, cordon normal : les membranes complètes ont été déchirées à 0/30. Le liquide amniotique était abondant.

Suites de couches normales.

Observation XIV

Observation recueillie par M. Mantel, interne des hôpitaux.

Primipare. — Rétrécissement du bassin. — Début de travail. — Application du ballon de M. Champetier de Ribes à la dilatation comme 2 francs. — Tentative de version. — Application du forceps. — Enfant vivant.

La nommée Alice B..., âgée de 22 ans, domestique, entre le 6 octobre 1888, à la Matermité de Lariboisière, salle Mauriceau, n° 20.

Rien à signaler dans les antécédents héréditaires; née à terme, nourrie au biberon, ne sait pas l'âge auquel elle a marché.

Quelques maladies de l'enfance.

Réglée à 18 ans, régulièrement, 3 jours chaque fois.

1re grossesse (actuelle), dernières règles le 1er janvier 1888 : pas d'accidents de la grossesse.

Elle vient à la consultation et on constate que la tête est en bas, reposant sur la ligne innominée du côté gauche ; on sent nettement un véritable sillon au niveau du front. Le dos regarde à gauche et en arrière un peu ; le siège en haut et les petites extrémités dans la corne gauche.

Enfant vivant.

Au toucher on arrive très haut sur un sommet élevé et pas du tout engagé, mobile ; on trouve à côté de la tête la main droite qui tend à s'engager sous la présentation, col effacé.

Apparition des douleurs le 5 octobre à 10 heures du soir.

Dilatation comme cinquante centimes, membranes intactes. On atteint facilement le promontoire, le diamètre promonto-sous-pubien mesure 9,7.

Le travail marche lentement, mais les contractions sont bien régulières, énergiques et fréquentes.

Néanmoins, le 6 octobre, à 5 h. 3/4 M. Champetier de Ribes introduit son ballon dilatateur.

Ce ballon pèse à vide 85 gr., plein au maximum il pèse 565 gr., mesure alors 31 cent. de grande circonférence, et contient 480 gr. de liquide

L'introduction du ballon dans la partie antérieure et gauche du col ne détermine aucun écoulement d'eau ni de sang. On y injecte 330 gr. de liquide, ce qui donne à l'instrument une grande circonférence de 20 centim.

Au toucher, après l'introduction, on trouve que la dilatation a presque subitement passé des dimensions d'une pièce de 2 francs à celles d'une petite paume de main.

La poche des eaux, volumineuse, occupe la partie postérieure du col et vient bomber sous le ballon.

Les douleurs persistent avec leurs caractères, et le travail paraît s'accélérer d'une manière notable.

A 6 h. 1/4, la dilatation ayant encore augmenté un peu, on injecte de nouveau 60 gr.; puis à 6 h. 25, voyant que la dilatation va être complète et que le ballon menace d'être expulsé dans le vagin, on introduit dans l'instrument 50 gr. de liquide, puis presque tout de suite 20 autres grammes, ce qui fait au total environ 460 gr. et donne au ballon une circonférence de 30 centim.

A 6 h. 1/2, le ballon est expulsé dans le vagin.

De 6 h. 1/2 à 7 h. : la femme accouche de son ballon qui présente les dimensions indiquées ci-dessus ; pendant tout ce temps elle pousse comme pour expulser une tête de fœtus, et au moment où l'instrument franchit l'orifice, on est obligé de veiller au périnée, tout comme s'il s'agissait de l'expulsion d'un véritable fœtus.

A 7 h. le ballon sort des voies génitales et M. Champetier examine la femme ; trouvant la main droite sous la présentation il se décide à rompre les membranes et à aller chercher un pied qu'il trouve facilement et qu'il amène à la vulve : c'est le pied antérieur ; malgré des tractions soutenues le fœtus n'évolue pas, la tête qu'un aide essaie en vain de soulever et d'attirer vers le fond de l'utérus persiste à s'engager.

M. Champetier de Ribes renonce alors à la version, réussit à rétropulser le pied et la main : la tête s'amorce et une application de forceps permet d'extraire facilement un enfant du sexe masculin pesant 2800 gr., long de 49 centim.

Diamètres :	O.F.	11,2
—	O.M.	12,4
—	B.P.	9
—	B.T.	8
—	S.O.	9,4
Circonférence :	O.F.	33 1/2
—	S.O.B.	31

L'enfant né en état de mort apparente a pu être rapidement ranimé après quelques insufflations.

La durée totale du travail après l'application du ballon a été de 1 heure 45 minutes.

Délivrance naturelle 35 minutes après l'extraction de l'enfant.

Le placenta normal a présenté sa face fœtale; le cordon formait un circulaire peu serré ; les membranes complètes ont été déchirées à 6/23 ; le liquide amniotique était abondant.

Les suites de couches ont été absolument normales : la température est restée normale, sauf le soir du 2e jour où elle est montée à 38° seulement.

La mère et l'enfant sont sortis en bon état le 15 octobre.

Observation XV

Observation recueillie par M. Mantel, interne des hôpitaux.

VII *pare.* — *Rétrécissement du bassin.* — *Rupture prématurée des membranes.* — *Accouchement provoqué à l'aide du ballon de M. Champetier de Ribes.* — *Application de forceps.* — *Enfant vivant.*

La nommée H. Gen..., âgée de 35 ans, cuisinière, entre le 18 octobre 1888 à la Maternité de Lariboisière, salle Mauriceau, n° 22.

Cette femme n'offre rien de particulier à signaler dans ses antécédents héréditaires et pathologiques.

Née à terme, elle a été nourrie au sein et a marché à 9 mois. Elle a été réglée pour la 1re fois à l'âge de 12 ans; l'établissement de la menstruation s'est effectué facilement, et depuis lors, la femme a toujours été régulièrement réglée 2 jours chaque fois.

Bonne santé habituelle.

6 grossesses antérieures normales se sont terminées spontanément et à terme par des accouchements par le sommet.

7e grossesse (actuelle) : l'époque de la dernière apparition des règles est difficile à préciser : la malade affirme qu'elle a eu ses règles pour la dernière fois du 24 au 25 octobre 1887.

D'après ce fait, d'après le développement de l'utérus, et celui du fœtus on peut penser qu'elle est enceinte de 7 mois 1/2 environ.

A l'examen on constate que la tête mobile au-dessus de l'aire du détroit supérieur est en O.I.G.T. Le dos regarde directement à gauche, le siège et les petites extrémités occupent le fond de l'utérus.

Les bruits du cœur, normaux, s'entendent à gauche et assez haut. Pas de début de travail.

Le palper mensurateur pratiqué par M. Pinard fait reconnaître que la tête déborde notablement le pubis et aura peine à passer même à frottement; les membranes se sont rompues spontanément le 18 octobre matin. On se décide à provoquer l'accouchement.

Le 20 octobre à 11 h. 1/2 du matin, on donne du chloroforme à la femme et M. Champetier de Ribes procède à l'introduction de son ballon.

L'opération est assez pénible : le col est dur, résistant et ce n'est qu'à la deuxième tentative que l'instrument peut être introduit, sans déterminer d'ailleurs d'écoulement sanguin.

On injecte 400 gr. de liquide dans le ballon.

Le ballon vide pèse 125 gr., complètement plein il pèse 700 gr. contient 575 gr. de liquide et présente une circonférence de $0^{m},305$.

Avec	500 gr.	de liquide,	circonférence	$0^{m},26$
—	450 gr.	—	—	$0^{m},22$
—	400 gr.	—	—	$0^{m},19$

Début des douleurs à midi. A midi 1/2 on constate 3 douleurs consécutives très nettes.

La dilatation est grande comme 2 francs, suffisante pour laisser passer le gros tube.

Jusqu'à 2 h., même situation; à 2 h. 45 dilatation égale à 5 francs.

On n'entend que très indistinctement les bruits du cœur : un certain nombre d'anses intestinales s'est glissé entre l'utérus et la paroi abdominale et gênent l'auscultation.

On injecte 50 gr. de liquide.

Les douleurs continuent avec leurs caractères.

A 3 h. 50, les douleurs persistent et reviennent avec énergie et régularité; on injecte 60 gr. de liquide.

A 2 h. 1/4, dilatation comme 5 francs. L'effacement paraît à peu près complet, mais l'orifice bride énergiquement le tube du ballon qui proémine de 10 centim. 1/2 hors du col, à ce moment.

De 3 h. 1/2 à 5 h. 1/2, même situation, douleurs fortes, régulières, fréquentes. Dilatation, 5 francs. La femme souffre beaucoup, se plaint constamment; température 38°,4, pouls 100.

Au point de vue local, les choses n'ont pas bougé, même dilatation, même état dur et résistant du col dont l'effacement ne paraît pas avoir fait de progrès, tendance à l'œdème.

A 5 h. 45, on fixe la seringue à l'ajutage et on retire 60 gr. de liquide environ : on tire un peu sur le ballon qui s'engage légèrement dans l'orifice. A ce moment le point de réunion du tube et du ballon est manifestement hors du col. On remet les 60 gr. lentement, en continuant de très légères tractions sur le tube. On sent qu'à mesure qu'il se remplit le ballon remonte au-dessus du col; celui-ci paraît inextensible. On retire du liquide une quantité suffisante (20 gr. environ) pour que la convexité du ballon se moule sur la concavité de l'orifice et on laisse les choses en l'état.

A 6 h. 1/4, le col est complètement effacé, le segment inférieur est constitué, le ballon s'engage et appuie bien, on retire encore 30 gr. de liquide et les contractions reparaissent fréquentes et énergiques.

A 7 1/4, dilatation comme une petite paume de main. Continuation régulière du travail. On remet 30 gr. de liquide.

A 7 h. 1/2 et à 7 h. 45 le ballon étant sur le point d'être expulsé dans le vagin on réinjecte chaque fois 40 gr. de liquide.

A 8 h., les choses n'ayant pas avancé, on retire 80 gr. de liquide.

La femme est toujours agitée, le travail paraît particulièrement douloureux, température 38°,2.

A 8 h. 1/2, la dilatation a augmenté; on réinjecte les 80 gr. de liquide.

A 9 h., dilatation comme une grande paume de main.

A 9 h. 1/2, on retire environ 30 gr. de liquide.

A 10 h., le ballon est expulsé dans le vagin d'abord et hors des voies génitales ensuite. Il mesurait à la sortie une circonférence de 0,28 centim.

On introduit la main et on constate que l'orifice qui vient de se laisser traverser par le ballon, mesurant 0,28 centim. de circonférence, s'est resserré subitement et ne permet pas l'introduction de trois doigts : cet orifice paraît extrêmement résistant.

On perçoit nettement la tête, une main et le cordon.

Néanmoins, M. Champetier de Ribes réussit à rétropulser les parties procidentes. Peu à peu le col se dilate à nouveau, et à minuit M. Champetier de Ribes termine l'accouchement par une application de forceps; tête très élevée, prise régulière, extraction facile d'un enfant vivant du sexe féminin, pesant 1870 gr. et qu'on place dans la couveuse.

Délivrance naturelle 1/2 heure après.

Le placenta normal a présenté sa face fœtale, cordon normal. Les membranes enlevées ont été déchirées très près du bord placentaire.

Suites de couches normales : la mère et l'enfant sortent en bon état le 2 novembre 1888.

Observation XVI

Observation recueillie par M. Mantel, interne des hôpitaux.

Primipare. — Rétrécissement du bassin. — Travail prolongé (60 h.). — Application du ballon de M. Champetier de Ribes à la dilatation comme 5 fr. — 1/4 d'heure après, dilatation complète. — Une tentative de forceps. — Basiotripsie.

La nommée Anna Dal..., âgée de 29 ans, domestique, entre le 28 octobre à la Maternité de Lariboisière, salle Lachapelle, n° 11.

Comme particularité intéressante on ne retrouve dans les antécédents de cette femme que la mort de sa mère.

Celle-ci est morte en couches après avoir eu deux accouchements difficiles.

Les deux sœurs de cette femme n'ont pas d'enfants.

Née à terme, nourrie au sein, a marché à 18 mois. Pneumonie

dans l'enfance. Réglée pour la 1re fois à l'âge de 13 ans 1/2, elle l'a été irrégulièrement jusqu'à 15 ans et depuis lors très régulièrement 8 jours chaque fois.

1re grossesse (actuelle), les dernières règles ont eu lieu le 12 janvier 1888. Rien d'anormal pendant le cours de cette gestation.

Le 28 octobre à 10 h. du soir avant tout début du travail, rupture des membranes et perte d'eaux en assez grande abondance à ce que dit la malade. Apparition des premières douleurs une heure après l'entrée à l'hôpital.

A l'examen on constate que l'abdomen est développé comme à terme, l'utérus dévié à gauche est en antéversion marquée. Dans la station assise le ventre repose complètement sur les cuisses de la femme.

Au palper on trouve une tête très mobile déposée au-dessus de l'aire du détroit supérieur en position gauche transversale ; dos à gauche, petites extrémités et siège au fond de l'utérus. Bruits du cœur normaux. Au toucher, dilatation comme 1 franc, col rigide, membranes rompues. On atteint facilement le promontoire, en outre le bassin paraît rétréci dans tous ses diamètres.

Pendant 60 heures le travail s'effectue péniblement, la tête ne s'abaisse pas, rien n'appuie sur l'orifice, la dilatation augmente avec une extrême lenteur.

Le 30 octobre à 10 heures du soir dilatation grande comme deux francs : la tête semble vouloir s'amorcer, et la bosse séro-sanguine s'est notablement développée.

Les contractions sont fréquentes, énergiques, régulières, mais sans effet.

La femme se plaint constamment, l'état général se modifie, le pouls s'accélère, la température atteint 39°. Même situation pendant la nuit.

Le 31 octobre à 10 h. du matin, température 39°,5.

Les bruits du cœur du fœtus paraissent modifiés, le liquide amniotique s'écoule très fortement teinté en vert depuis la veille.

Au toucher même situation, dilatation comme 5 francs ; orifice non dilatable.

Devant cet état de choses M. Pinard introduit immédiatement le ballon de M. Champetier de Ribes. Introduction facile et injection dans l'instrument d'une quantité de liquide nécessaire pour le distendre en entier, 500 gr. environ.

Quelques tractions lentes, mais soutenues, et faites dans l'axe permettent après 1/4 d'heure la sortie du ballon à travers l'orifice d'abord et hors des voies génitales ensuite : la grande circonférence de l'instrument mesurait 27 cent. environ.

La dilatation étant alors suffisante M. Pinard fait une application de forceps. Malgré une prise très solide, régulière, et des tractions énergiques prolongées pendant 10 minutes, la tête ne s'abaisse pas.

L'enfant est toujours vivant ; M. Pinard pratique alors la basiotripsie : et il est obligé de faire deux broiements consécutifs, à la suite desquels il extrait facilement un enfant du sexe masculin, pesant 3500 gr.

Les battements du cœur du fœtus ont persisté 30 minutes après l'extraction.

Délivrance naturelle 2 heures après l'expulsion. Le placenta normal a présenté un bord, cordon normal. Membranes incomplètes, la caduque manque entièrement ; l'amnios est retroussé, la déchirure s'est faite à 0/29.

Liquide amniotique écoulé avant l'entrée.

Suites de couches. La température n'a pas dépasé 38°,5, douleurs dans le membre inférieur droit, parésie vésicale.

Le 5 novembre : température normale.

Observation XVII

Observation recueillie par M. Mantel, interne des hôpitaux.

Accidents gravido-cardiaques graves. — Accouchement provoqué à l'aide du ballon de M. Champetier de Ribes. — Version pelvienne faite par M. Mantel. — Délivrance artificielle par Mlle Bernoval.

La nommée B..., femme C...., sans profession, entre le 7 août 1888 à la Maternité de Lariboisière, salle Mauriceau, n° 20.

Au point de vue des antécédents héréditaires on trouve peu de choses à signaler. La mère qui a eu 3 grossesses doubles, est morte à la suite d'un avortement.

22 frères ou sœurs dont 20 sont morts jeunes, de convulsions.

Née à terme, nourrie au biberon, a marché à 18 mois.

Pas de maladies de l'enfance.

Réglée à 11 ans, et depuis lors régulièrement 2-3 jours chaque fois.

Mariée à 16 ans.

3 grossesses normales terminées par des accouchements spontanés à terme par le sommet.

Les 3 enfants sont nées vivantes : l'une d'elle est morte de bronchite à l'âge de 4 ans.

Jamais de rhumatismes. Bonne santé habituelle.

Depuis 1 an 1/2 elle paraît sous l'influence de son affection cardiaque ; elle est en proie de temps à autre à des accès de dyspnée assez intenses, souffre de palpitations, et ne peut faire d'efforts sérieux sans être essoufflée.

4e grossesse (actuelle), la dernière apparition des règles ne peut être exactement indiquée par la malade.

D'après le développemsnt de l'utérus, le volume du ventre et l'époque des mouvements fœtaux, il semble que cette grossesse date de 8 mois environ.

Pendant cette grossesse les accidents cardio-pulmonaires se sont accrus progressivement au point de forcer la malade à entrer dans un service de médecine à Lariboisière, où elle reste jusqu'au 7 août 1888.

A son entrée on constate que la malade présente de la congestion pulmonaire des deux bases, et qu'il existe à la pointe un souffle prolongé avec dédoublement; état général mauvais, œdème des membres inférieurs et de la paroi abdominale, accès de dyspnée intense. Présentation du sommet en O.I.G.P. Devant cet état de choses on se décide à provoquer l'accouchement.

Le 9 août à 11 h. 1/2, M. Champetier de Ribes introduit un ballon dans la cavité utérine sans rompre les membranes, hémorrhagie assez abondante. Il y pousse 2 seringues 1/2 de liquide (400 gr. environ).

A partir de midi 1/2 la malade éprouve quelques petites douleurs.

A 2 h. 3/4 voyant que le travail ne se déclare pas, on retire une 1/2 seringue, 5 divisions 1/2 = 80 gr. de liquide.

Les douleurs débutent, sont plus caractéristiques et reviennent toutes les minutes.

Au toucher le ballon est encore tout entier dans l'utérus, le col est effacé, la dilatation est assez grande pour que le ballon tende à s'engager.

A 3 h. 10 m., au toucher, dilatation comme 5 francs; on réinjecte 5 divisions 1/2 de la seringue, soit 80 gr., les douleurs deviennent de plus en plus énergiques.

A 3 h. 20, dilatation égale 5 francs.

A 3 h. 45, dilatation entre 5 francs et une petite paume de main ; les douleurs continuent à être fortes, régulières et fréquentes.

A 4 h. 1/2, on retire une 1/2 seringue, soit 80 gr.

A 5 h., dilatation à très peu près complète.

A 5 1/2, le ballon est expulsé dans le vagin : puis à l'extérieur quelques minutes après.

Les bruits du cœur paraissant modifiés, l'interne du service rompt les membranes et fait assez facilement la version pelvienne ; néanmoins le col utérin s'est resserré sur le cou du fœtus et a compliqué ce temps de l'opération.

L'enfant du sexe féminin pesant 1700 gr. est né en état de mort apparente, a fait une ou deux inspirations et n'a pu être ranimé.

Hémorrhagie abondante après l'expulsion de l'enfant; les injections chaudes ne réussissant pas à l'arrêter, la sage-femme de service, Mlle Bernoval, fait la délivrance artificielle, 2 h. 1/2 après.

Placenta adhérent, cordon normal, membranes déchirées, liquide amniotique normal.

L'état de la malade s'amende un peu les jours suivants, puis l'état général redevient mauvais ; l'œdème des jambes a augmenté et a nécessité des mouchetures qui ont momentanément soulagé la malade.

On fait passer la malade en médecine, d'où elle sort peu améliorée.

Observation XVIII

Recueillie par M. Lefebvre, interne des hôpitaux.

Grossesse de 8 mois environ. — Mort de l'enfant depuis un mois. — Rupture spontanée et prématurée de la poche des eaux. — Présentation de l'épaule gauche en dorso-antérieure. — Procidence du bras gauche. — Effacement et dilatation incomplets du col. — Atonie utérine. — Introduction d'un ballon. — Travail au bout de 12 heures. — Évolution spontanée.

La nommée N..., âgée de 23 ans, couturière, entre le 9 juin 1888 dans le service de M. Champetier de Ribes.

Le 9 juin à 9 h. 30 soir est entrée à la salle de travail du service d'accouchements de la Charité une malade tertipare âgée de 23 ans.

Aucune de ses grossesses précédentes n'a été menée à terme. Son 1er enfant a été expulsé à 7 mois. Son 2e enfant à 8 mois.

On ne trouve ni de son côté, ni du côté de son mari, d'antécédents syphilitiques.

Pour la grossesse actuelle, les dernières règles datant du commencement d'octobre 1887, nous avons donc une femme enceinte de 8 mois seulement.

La malade nous raconte qu'elle a cessé de sentir remuer son enfant il y a déjà un mois. Une sage-femme de la ville consultée lui aurait assuré la mort de son enfant.

Le 9 juin, à la suite de quelques douleurs, la poche des eaux s'est rompue spontanément et un bras est venu faire procidence à travers le col non effacé et non dilaté. A la suite de ces douleurs la malade appela une sage-femme qui lui déclara ne pouvoir se charger de terminer l'accouchement et lui conseilla de se faire transporter à l'hôpital le plus tôt possible.

Quand la malade arrive à l'hôpital il y a déjà cinq heures que le bras fait procidence. Elle n'accuse que de faibles douleurs abdominales, et de fait le palper ne donne que des renseignements très vagues eu égard à la mollesse de l'utérus et de son contenu. Il est impossible par ce moyen d'investigation d'établir un diagnostic de présentation et de position. On ne peut que constater le fond de l'utérus dépassant très peu la cicatrice ombilicale.

A la vulve pend une main petite, violacée, non œdématiée, refroidie, que l'on reconnait pour la main gauche. En suivant le bras qui est tout entier dans le vagin M. Lefebvre, interne du service, trouve l'épaule, l'omoplate en avant, le gril costal à gauche, les doigts remontent à droite sur la base du cou. Le fœtus est mou, il est macéré. Le col a encore à peu près toute sa longueur, il est ramolli n'enserre pas la partie prolabée. La dilatation admet facilement deux doigts à côté du bras de l'enfant. A aucun moment de l'examen on ne sent de tendance à l'engagement sous l'influence de contractions utérines.

Il ne s'écoule pas de liquide amniotique. Pas d'hémorrhagie. Le doigt retiré du vagin est recouvert d'enduit sébacé. Il n'est nullement odorant. Cependant sans élévation de température on peut constater que l'état général de la femme peut devenir inquiétant; la face est pâle, la langue est très sèche presque cornée. On diagnostique grossesse de 8 mois avec un enfant mort depuis un mois et macéré, se présentant par l'épaule en A.I.D. dorso-antérieure défaut de tonicité utérine.

M. Champetier de Ribes prévenu à 10 h. 1/2 vérifie le diagnostic et, en présence de l'absence de contractions utérines, par crainte de la putréfaction du produit de conception, décide de terminer l'accouchement en provoquant des contractions utérines au moyen d'un des ballons qui lui ont servi déjà pour provoquer des accouchements prématurés.

Un ballon conique à base arrondie de 0,22 centim. de circonférence, rendu aseptique par un séjour d'un quart d'heure dans un bain phéniqué, est introduit vide et plié au moyen d'une pince conduite sur deux doigts jusque dans la cavité utérine : il est gonflé d'eau phéniquée. Une double ligature est placée sur le tube de remplissage.

La malade est ensuite laissée en repos. On attend l'apparition des contractions.

Pendant toute la nuit la malade n'a eu que des coliques intermittentes et fugaces qui n'ont aucune efficacité sur l'effacement et la dilatation du col; et, à la visite du 10 juin, on trouve les choses en l'état où on les a laissées le 9 au soir. Le ballon fait coin à côté du bras, mais l'abdomen et l'utérus sont souples, le sommet du cône du ballon arrive seul à l'orifice externe du col.

Des injections vaginales fréquentes et une injection intra-utérine chaude, portée sur une sonde que l'on fait pénétrer entre le col et le ballon, ont été pratiquées pendant la nuit et la matinée du 10 juin.

A 10 heures et 1/2 les contractions utérines apparaissent avec le caractère des coliques ressenties sourdement par la malade pendant la nuit; la dilatation se fait peu à peu. A 4 heures 1/2 du soir, il se forme sur le tube de remplissage une ampoule de caoutchouc constituée par du liquide phéniqué qui a décollé le caoutchouc du tissu de soie sous-jacent qui a été déchiré.

Cette ampoule se rompt sous l'influence des contractions utérines et le ballon à demi dégonflé est extrait des parties génitales.

On constate alors à 4 heures 1/2 du soir que la dilatation est presque complète. Le bras prolabé est depuis le matin spontanément remonté dans le vagin où il reste plié.

On constate la saillie plus considérable du gril costal à travers l'orifice utérin dilaté.

Mais le doigt explorateur retiré est fétide.

La dilatation s'accentue et peu à peu le fœtus se pliant sur lui-même apparaît à la vulve par son plan latéral gauche. L'évolution continue; la colonne vertébrale, le plan latéral droit, le bassin et les membres inférieurs se dégagent successivement et spontanément sous l'influence des contractions utérines qui se sont dès le début montrées régulières et sans interruption anormale.

Une dernière contraction expulse la tête qui est ramollie et déformée.

L'enfant est un garçon macéré pesant 950 gr., mesurant 0,38 centimètres.

Une injection intra-utérine chaude est faite immédiatement.

L'expression pratiquée une demi-heure après l'accouchement permet de délivrer complètement la femme. C'est surtout le placenta et les annexes qui présentent une fétidité remarquable. L'état général de la femme s'est cependant amélioré.

Une nouvelle injection intra-utérine est pratiquée. La femme est soutenue par des boissons alcooliques et on fait des injections vaginales fréquentes.

Le 13 juin, la température ne s'est pas élevée au-dessus de 37°,8.

Elle est même tombée de quelques dixièmes depuis le jour de l'accouchement.

La malade quitte l'hôpital en bon état.

Observation XIX

Recueillie par M. Varnier, interne des hôpitaux.

Primipare à terme. — Bassin rachitique; promonto-sous-pubien 9 c. 2. — Dilatation très rapide par **le pessaire Gariel** *appliqué après le début du travail. — Dilatation incomplète, mais qui marche rapidement après la sortie du ballon. — Procidence du cordon. — Échec du forceps. — Basiotripsie par M. Champetier de Ribes.*

La nommée J..., femme D...., âgée de 20 ans, couturière, entre le 27 juillet 1887 à l'hôpital Lariboisière, salle Ste-Anne, lit n° 3, à 5 heures du soir, service de M. Pinard, suppléé par M. Champetier de Ribes.

Petite, rachitique avec déformations dentaires et des membres inférieurs; ne se rappelle pas à quel âge elle a marché.

Dernières règles 1er novembre (réglée 5 jours seulement).

Le fœtus vivant facilement mobilisable, se présente par l'épaule, tête dans la fosse iliaque gauche, dos en avant. On ramène la tête au-dessus du détroit supérieur, elle y reste mobile en O.I.G.T. et on doit la maintenir à l'aide de la ceinture eutocique. Col encore long, pas de début de travail, quelques douleurs lombaires.

Diamètre promonto-sous-pubien, 9 cent. 2.

Les premières douleurs apparaissent le 27 juillet à 11 heures du soir, intenses, fréquentes, mais peu efficaces.

Le 28, le lendemain matin à 4 heures, col effacé, tête légèrement amorcée, mais mobile, poche peu volumineuse, dilatation 2 francs.

A 10 h. du matin, même état, la dilatation n'augmente pas ; à 11 h. perd une petite quantité de liquide.

A 2 h. 1/2 après midi, quand M. Champetier la revoit, même état. A l'aide d'une pince à forcipressure longue et courbe on introduit au travers du col, entre le segment inférieur et les membranes, un pessaire Gariel dans lequel on injecte une quantité d'eau phéniquée connue et suffisante pour lui donner 9 cent. de diamètre et 0,27 de circonférence (mais dépressible).

Introduction facile sans hémorrhagie et sans rupture de la poche, gonflement facile.

Pendant l'introduction et la distension la tête est un peu soulevée, mais moins qu'on ne l'aurait cru étant donné le volume du ballon. En effet le ballon s'est logé, avec le segment inférieur distendu, en grande partie dans l'excavation ; il appuie sur le périnée et l'orifice dilaté comme 2 francs est aux portes de la vulve.

A ce moment les battements du cœur sont bons, mais la tête menace de se déplacer, on replace immédiatement la ceinture qui empêche d'ausculter ultérieurement.

Il est 3 h. 1/4, dilatation 5 francs.

Je reste près de la femme qui dès que M. Champetier est parti *commence à pousser.*

A 3 h. 45 le ballon entr'ouvre les lèvres de la vulve ; la femme accouche de son ballon en 4 douleurs ; il est 4 heures moins 10.

La vulve s'est laissée distendre de 8 cent. en long et en travers.

Le ballon a été déformé ; un de ses points a cédé : l'enveloppe de caoutchouc, la plus externe, s'est éraillée, et il s'est formé au niveau de ce point, qui se trouvait très probablement sur l'orifice utérin et certainement à la vulve, une sorte de poche des eaux qu'on peut reproduire à volonté en pressant le ballon avec la main. Si bien que la dilatation n'a pas été exactement de 9 cent.

Le ballon est recouvert d'une large bandelette choriale.

Aussitôt après la sortie du ballon les douleurs expulsives cessent. Les contractions utérines continuent.

Orifice à bords résistants encore, *dilaté comme une petite paume de main, mais non dilatable.*

Poche extrêmement volumineuse dans laquelle on sent le cordon se promener, tête toujours mobile très haut en O.I.G.T. ; on laisse la ceinture.

Je fais prévenir M. Champetier, qui arrive à 6 heures.

Même état, mais bords de l'orifice dilatables. Chloroforme. On rompt la poche ; le liquide amniotique est absolument vert. *Le cordon fait procidence.* On y perçoit à peine quelques battements.

Application de forceps faite par M. Champetier sur tête mobile, application promonto-pubienne ; inclinaison considérable. La branche antérieure doit monter très haut, et être abaissée ensuite pour articuler avec la postérieure.

Aux premières tractions la tête se met en oblique antérieure gauche.

Tractions pendant 10 minutes; la tête ne descend pas et l'instrument vient, menace de déraper. Version impossible. Basiotripsie : petite branche rétro-auriculaire, grande branche pré-auriculaire.

Diamètre maximum de la tête broyée, 7 cent. 1/2.

L'enfant du sexe féminin pèse 3020 gr. sans substance cérébrale. Il est 7 heures 10.

Le placenta a présenté sa face fœtale : Délivrance 30 m. après. Membranes 5,37.

Suites de couches apyrétiques. Temp. maxima, 5e jour, 37°,5.

Sort en bon état le 10e jour.

VII. — CONCLUSIONS

I.— Lorsque l'excavation est vide on peut, le plus souvent, dans le 8e et le 9e mois de la grossesse et probablement plus tôt, introduire dans l'utérus, au-dessus de l'orifice interne, un ballon imperméable à parois inextensibles qui, rempli de liquide, prendra la consistance d'une tête fœtale et des dimensions aussi grandes que celles que le fœtus présentera à la filière pelvienne lors de l'accouchement.

II. — Par ce moyen on peut provoquer sûrement le travail.

III. — L'expulsion spontanée du ballon se fait en général en moins de 12 heures.

IV. — Aussitôt après la sortie du ballon, l'expulsion ou l'extraction du fœtus est possible ; du côté des parties molles le fœtus ne rencontrera plus d'obstacle ; les opérations, s'il y a lieu d'en faire, se pratiqueront dans un canal génital largement dilaté depuis l'orifice interne du col jusqu'à la vulve.

TABLE DES MATIÈRES

IMPRIMERIE LEMALE ET Cie, HAVRE

www.ingramcontent.com/pod-product-compliance
Ingram Content Group UK Ltd.
Pitfield, Milton Keynes, MK11 3LW, UK
UKHW021548260726
13993UKWH00002B/706

9 782329 160009